Les clés de la réussite

Gestion d'un cabinet d'orthophonie

Auteurs : Guillaume Lefebvre | Véronique Le Lan

ISBN : 978-2-9529270-9-3

Achevé d'imprimer septembre 2010

Dépôt légal octobre 2010

Les auteurs

Guillaume Lefebvre, né le 26/02/1970, Certificat de Capacité d'Orthophoniste obtenu auprès de la Faculté de Médecine de Tours, promotion 1992. Maîtrise de Sciences du Langage obtenue la même année auprès de la Faculté de Lettres de Tours.

Après un remplacement et le Service National, il s'est installé en 1994 avec son père et son associée. Leur cabinet compte maintenant 5 orthophonistes.

G. Lefebvre a créé le blog Orthophonie et Patrimoine en 2008, suivi du forum Orthogestion en 2010.

Véronique Le Lan, née le 28/01/1970, Certificat de Capacité d'Orthophoniste obtenu auprès de la Faculté de Médecine de Montpellier I, promotion 1996, major de promotion.

(Mémoire de fin d'études : Apprentissage d'un langage gestuel (fondé sur la LSF) en gériatrie auprès de patients aphasiques : une proposition)

Création de son cabinet d'orthophonie le 6 janvier 1997 à Alès, Gard (30), commune de 41054 habitants, 14 orthophonistes.

Exercice mixte depuis juillet 2007 (en IME ; CC 66 ; 0,45 ETP/CDI).
Intervient dans une maison de retraite une matinée par semaine.
Dispense des formations auprès de personnels soignants pour les troubles de la déglutition (Soins palliatifs, service Polyhandicapés).

Préface

Le guide qui nous est proposé ici constitue sans nul doute une nouveauté, une mine d'informations, une ressource et une aide précieuse pour les orthophonistes qui travaillent en libéral ou qui envisagent de le faire. L'exercice libéral comporte en effet de nombreux aspects particuliers et spécifiques, dont dépendent en grande partie la prospérité et la sérénité professionnelles. Dans ce livre, les auteurs ne se sont pas contentés de répondre clairement aux questions que se pose(ra) inévitablement l'orthophoniste concernant ses droits/devoirs de praticien et de contribuable aux différentes étapes de sa carrière, depuis l'installation du cabinet jusqu'à la retraite ; ils nous éclairent aussi en mettant en perspective la règlementation sur l'orthophonie dans le système de soins français ; ils nous avisent également des différentes options possibles en matière de gestion, et nous proposent de surcroît une solidarité on line via un blog sur internet... Un grand merci donc à Guillaume Lefebvre et Véronique Le Lan pour ce partage de compétences et de savoirs, au service de tous les praticiens libéraux de l'orthophonie.

Pascale Célérier

INTRODUCTION

L'idée de ce livre est issue d'un constat. Les écoles d'orthophonie françaises savent former des cliniciens, aptes à diagnostiquer puis à rééduquer. Mais elles n'évoquent que très sommairement la gestion concrète d'un cabinet libéral, insistant principalement sur les aspects déontologiques. Or, celui qui s'installe se voit confronté à bien d'autres problématiques, qui touchent n'importe quel travailleur indépendant : les aides à l'installation, la comptabilité, la formation continue, les assurances professionnelles, les sociétés à monter en cas d'association, la protection sociale et son corollaire, la constitution d'une épargne de précaution et de retraite, etc...

La création par Guillaume Lefebvre du blog Orthophonie et Patrimoine, (orthophonie-et-patrimoine.blogspot.com, puis du forum Orthogestion (orthogestion.forumactif.net), ont mis en évidence les besoins des collègues dans ces divers et vastes domaines. La récurrence de certaines questions a rendu évidente la nécessité d'un livre qui synthétiserait les éléments de réponse accumulés au fil des ans. L'énergie de Véronique Le Lan a permis d'en lancer l'écriture à quatre mains, tout en élargissant le concept.

Vous tenez donc un guide pratique à l'usage des orthophonistes libéraux, à toujours conserver à portée de main. Il n'a pas la prétention d'être exhaustif, mais à travers lui les auteurs espèrent apporter des réponses sur l'exercice actuel de l'orthophonie. Les étudiants qui s'interrogent sur leur avenir proche y trouveront aussi une source d'informations originale.

SOMMAIRE

1.

Que vais-je faire de mon diplôme ?

1 L'état d'esprit du jeune diplômé

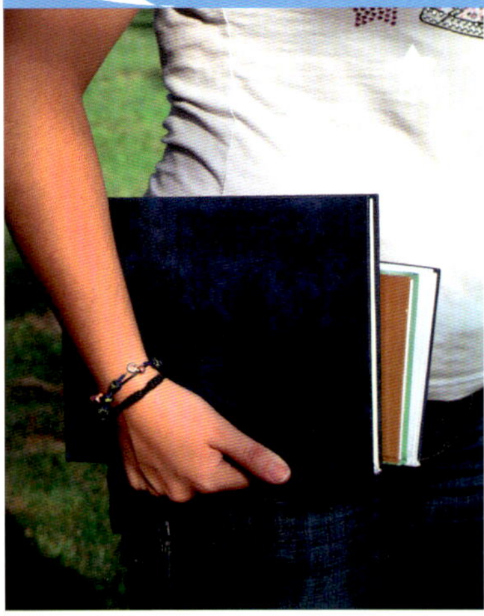

Le jeune diplômé sort de quatre années d'études bien chargées où il n'a pensé qu'à l'aspect clinique de la profession.

Sa préoccupation première est de savoir s'il possède toutes les aptitudes à « accueillir » son premier patient, s'il saura prendre en charge toutes les pathologies qu'il recevra en libéral et quelle(s) rééducation(s) il pourra envisager.

Ses problématiques d'ordre clinique sont justifiées et occultent celles qu'il va devoir affronter en tant que professionnel libéral. Un stage en cabinet peut lui donner une idée de la gestion que cela implique, mais il n'est pas seul maître à bord... On assiste donc à des craintes induites par l'idée de se lancer dans la vie professionnelle majorées par le fait que l'exercice en libéral revient à mener sa propre barque, à être le seul capitaine et le seul équipage (d'où l'attrait de la collaboration/association d'une part et du rachat d'un cabinet préexistant d'autre part).

Et même une fois installé, le jeune diplômé sera trop pris par tout ce que la gestion d'un cabinet implique pour envisager tous les aspects pécuniaires, déontologiques, éthiques et comptables de la profession.

• Cas particulier du jeune diplômé de Belgique :

En France, le diplôme prépare au Certificat de Capacité en Orthophonie (CCO). Depuis le 4 janvier 1991, tous les orthophonistes de l'Union Européenne ont la possibilité, s'ils maîtrisent correctement la langue, d'exercer dans le pays de leur choix après la passation et la validation d'une épreuve d'aptitude ou d'un stage d'adaptation. De nombreux étudiants français choisissent cette filière, avant de rentrer au pays. Pour les étudiants ayant suivi un cursus en Belgique et souhaitant exercer en France, il leur faut demander l'équivalence de la licence en logopédie vers le CCO français. Une commission du Ministère de la Santé examine leur dossier et leur demande généralement d'effectuer quelques stages avant de valider l'équivalence. Tous les détails pratiques se trouvent sur ce site internet :

http://www.logortho.net/devlogo_apres_france_equivalence.html

2 Exercice salarié, libéral ou mixte?

Examinons quelques données démographiques (source : FNO) :

- Au 1/01/2009, le Ministère de la Santé recensait 18 506 orthophonistes, dont 14 744 libéraux et 3 762 salariés ; parmi ces derniers : 1 094 dans la fonction publique, 392 dans les établissement privés, 73 dans les centres de santé, 1 999 dans les établissements pour handicapés, et 329 dans d'autres secteurs non précisés(source : FNO).
- Concernant les libéraux : 10 701 installés étaient seuls et 3 918 exerçaient dans des cabinets de groupe. 13 % exercent une activité salariée partielle, donc 87 % préfèrent le libéral pur.
- 96,2 % sont des femmes. La désaffection des hommes pour ce métier reste extrême et s'est encore accrue durant les 15 dernières années.
- Les femmes ont en moyenne 41,3 ans et les hommes 45,3 ans. En 1980, les orthophonistes femmes avaient 33 ans et les hommes 35. Mais la profession était récente. Notons que 1 260 collègues travaillent toujours entre 60 et 64 ans et que 377 ont plus de 65 ans.
- Depuis le milieu des années 90, notre effectif augmente de manière quasiment linéaire, au rythme de 3,4% par an. Nous étions 8 683 en 1995. La population française n'augmente pas à la même vitesse. Donc la densité des orthophonistes s'accroît : en 2003, nous étions 19,62 orthophonistes libéraux pour 100 000 habitants. En 2006, le chiffre était déjà passé à 21,38. L'offre de soins s'améliore donc régulièrement.
- Cette amélioration n'est pas répartie équitablement : il y a moins de 8 orthophonistes pour 100 000 habitants dans l'Allier. Dans l'Hérault, c'est 41,1 ! Les gens continuent à privilégier certaines régions relativement bien pourvues, en négligeant les besoins des populations délaissées.

> Chaque exercice comporte des avantages et des inconvénients, d'où la tentation d'allier les deux modes. En outre, les deux exercices peuvent être alternés : des orthophonistes quittent le libéral pour l'exercice salarié pour revenir au mode libéral quelques années après. C'est alors que le lieu géographique d'implantation s'avère décisif car dans certaines régions, ce choix se révèlera impossible. Dans certaines villes, étant donné la pénurie d'orthophonistes, il est possible de fermer son cabinet une année ou deux et de reprendre son activité libérale en retrouvant une patientèle, du fait d'une demande croissante et d'un manque de renouvellement de la profession.

Quels sont les avantages et les inconvénients de chaque mode d'exercice ?

L'exercice salarié :

Il présente de **nombreux avantages** : salaire fixe, horaires fixes, travail en équipe pluridisciplinaire, pathologies spécifiques que l'on voit rarement en cabinet (troubles envahissants du développement , polyhandicaps, maladies génétiques, etc), protection sociale (indemnités maladie et maternité). Enfin, les congés sont payés, la retraite est mieux garantie qu'en libéral et le risque maladie et/ou maternité est mieux pris en charge.

Les inconvénients sont ceux de tout salarié soumis à une hiérarchie : l'orthophoniste rend des comptes au médecin référent, à la directrice de l'établissement, au chef de service, qui sont souvent très loin des préoccupations paramédicales...

En exercice salarié, l'orthophoniste est embauché selon une **convention collective**, qui a vocation à traiter de l'ensemble des relations entre employeurs et salariés (négociation collective, ensemble des conditions d'emploi et garanties sociales). C'est un acte écrit, sous peine de nullité, conclu entre :

- une ou plusieurs organisations syndicales de salariés représentatives
- une ou plusieurs organisations d'employeurs ou tout autre groupement d'employeurs, ou un ou plusieurs pris individuellement.

Une convention collective (CC) comprend un texte de base, des avenants et accords ou annexes. Concernant les orthophonistes, il en existe plusieurs, mais trois d'entre elles représentent la grande majorité des cas : la CC du 31/10/1951 ou FEHAP, la CC du 15/03/1966 et enfin celle de la fonction publique hospitalière (FPH).

La valeur du point d'une convention collective (CC) permet de calculer la valeur minimale du salaire brut mensuel pouvant être versé à un salarié. Il faut multiplier cette valeur par le coefficient hiérarchique de la grille de classification instituée par la convention collective.

>>> A noter que la CC 66 fait l'objet d'une rénovation en ce moment-même. Elle s'applique aux établissements agissant dans l'ensemble des champs de l'intervention sociale et médico-sociale, investis dans les missions telles que la protection sociale et judiciaire de l'enfance et de la jeunesse, celles auprès des mineurs et des adultes handicapés, d'aide et d'accompagnement des personnes en difficulté sociale ou encore de soins à caractère médico-social. Sa rénovation est la conséquence de l'évolution d'un secteur à but non lucratif.

CC du 31 octobre 1951 : La valeur du point s'établit à compter du 1er juillet 2009 à 4,381 € . Les orthophonistes commencent au coefficient 487. Chaque année, l'indice augmente de 1 % avec plafonnement à +30 %.

CC du 15 mars 1966 : La valeur du point s'établit à compter du 1er janvier 2009 à 3,72 €. Les orthophonistes commencent au coefficient 434 pour terminer à 762 au bout de 28 ans. Comme le montre le tableau comparatif, elle démarre plus bas que la CC de 1951 mais elle la dépasse in extremis.

CC de la fonction publique hospitalière : le point vaut 4,6302 € au 7 juillet 2010. L'orthophoniste de classe normale commence sa carrière à l'indice 308 et la termine à 481. Au bout de 10 ans, il peut éventuellement accéder au statut d'orthophoniste de classe supérieure et finir à l'indice 534. Après une expérience professionnelle de 4 ans, il peut même suivre une formation d'un an et devenir cadre de santé (catégorie A). Trois ans plus tard, un nouveau concours organisé dans son établissement pourra le voir devenir cadre supérieur de santé, avec un traitement brut de fin de carrière dépassant légèrement 3 000 €.

	CCN 51	**CCN 66**	**FPH normal**	**FPH sup.**
Valeur du point	4,3810 €	3,7200 €	4,6302 €	4,6302 €
Coefficient de départ	487	434	308	411
Salaire brut de départ	2134 €	1614 €	1426 €	1903 €
Coefficient de fin	633	762	481	534
Salaire plafond	2773 €	2835 €	2227 €	2473 €

Tableau comparatif des 3 principales conventions collectives des orthophonistes

Le coefficient augmente selon l'ancienneté. C'est pourquoi la reprise de l'ancienneté est à négocier avant toute signature de contrat. Prenons l'exemple de la CC66, où la reprise d'ancienneté à l'embauche est abordée dans l'article 38 du titre V (Rémunération du travail) de la CCNT 1966 intitulé «Classement fonctionnel» :

En résumé, l'ancienneté est reprise :

- soit dans sa totalité lorsque le salarié recruté a exercé des fonctions identiques ou assimilables dans des établissements ou services de même nature.

- soit dans la limite des deux tiers lorsque le salarié recruté a exercé des fonctions identiques ou assimilables dans des établissements ou services de nature différente (applicable aux emplois nécessitant un diplôme professionnel ou une qualification technique).

Ledit article stipule que «seuls les services accomplis après l'obtention du diplôme professionnel ou la reconnaissance de la qualification requis seront pris en considération».

L'exercice libéral

Il comporte lui aussi de nombreux avantages bien différents : revenu non plafonné, absence de hiérarchie directe, gestion libre de l'emploi du temps même s'il est difficile de ne pas travailler après 16h30 ou le mercredi...

Les inconvénients sont la difficulté de réguler son activité (horaires variés), la retraite (il ne faut pas compter que sur la CARPIMKO, donc on doit s'assurer une retraite par capitalisation), l'ancienneté non prise en compte, les réunions ou synthèses d'équipe non rétribuées et difficiles à honorer, les congés non payés qu'il faut programmer, notamment le mois d'août désertifié par la patientèle dans certaines régions. Il faut anticiper fortement l'avis CARPIMKO de septembre et le troisième tiers provisionnel de l'impôt sur le revenu, si l'on n'est pas mensualisé.

Enfin un inconvénient qui incombait à l'installation elle-même, et qui consistait à se sentir parfois un peu seul face à une rééducation problématique, ne l'est plus dorénavant. En effet, grâce à Internet et aux forums et listes de discussions, les orthophonistes peuvent communiquer avec leurs confrères et consœurs sur tout le territoire national, dans les DOM TOM et territoires francophones. Internet permet donc à un professionnel libéral de ne plus être isolé face à un patient.

Si on y tient, l'exercice mixte permet de multiplier les avantages et de réduire les inconvénients, notamment en matière de retraite.

3 Le remplacement

Le titulaire d'un cabinet peut chercher à se faire remplacer pour cause de maladie, de congé sabbatique, ou encore de longue formation. Mais l'orthophonie étant un métier presque exclusivement féminin, il est logique d'y constater un nombre important de congés maternité. Cela induit une demande très forte de remplacements, comme l'atteste le nombre d'annonces dans la presse spécialisée et sur la Toile. Il existe des listes de discussions et des forums très actifs dans ce domaine.

Pour un jeune diplômé, le remplacement peut constituer une manière agréable de se lancer en libéral. C'est un bon moyen de tester les spécificités de ce type d'exercice. Cela lui offre aussi l'opportunité d'utiliser concrètement divers matériels de bilan et de rééducation. Il peut aussi profiter de l'expérience de la personne qu'il remplace, tant sur le plan clinique qu'en ce qui concerne la gestion d'un cabinet. Bien entendu, il n'exerce pas en même temps qu'elle, puisqu'il la remplace, mais il dispose de ses dossiers et peut la contacter. Il peut aussi passer quelque temps avec elle au cabinet, avant qu'elle parte en congé. Enfin, enchaîner plusieurs remplacements permet de voir du pays, de découvrir différentes cultures régionales, ou même de s'installer Outre-Mer, au moins pour un temps.
Pour que les choses soient claires entre le remplaçant et le remplacé, il faut qu'ils aient tous les deux conscience d'une chose, d'emblée : pour une période définie à l'avance, le remplaçant travaille à la place du titulaire et non à ses côtés. Il n'est ni collaborateur, ni associé.

En outre, le remplaçant est un professionnel libéral à part entière, comme le titulaire du cabinet où il va exercer pour un temps. Il a donc les mêmes contraintes administratives, comptables et fiscales (décrites au fil des chapitres suivants) que celles d'un titulaire ou d'un collaborateur. En outre, il est le seul et unique responsable de ses actes professionnels. Enfin, il ne doit pas exister de lien de subordination entre lui-même et l'orthophoniste qu'il remplace.

Pour mémoire, la Chambre sociale cour de cassation a clairement défini le lien de subordination dans son arrêté du 13 novembre 1996 (Bull. Civ., V, n°386) : « Le lien de subordination est caractérisé par l'exécution d'un travail sous l'autorité d'un employeur qui a le pouvoir de donner des ordres et des directives et d'en contrôler l'exécution et de sanctionner les manquements de son subordonné ; [...] le travail au sein d'un service organisé peut constituer un indice du lien de subordination lorsque l'employeur détermine unilatéralement les conditions d'exécution du travail (horaires de travail définis, fourniture de matériels divers, existence d'un règlement intérieur, obligation de rendre compte...) ».

Le remplaçant est donc l'égal de celui qu'il remplace, malgré le fait qu'il ne développe pas sa propre patientèle. Si le titulaire cherche à instaurer un lien de subordination, il s'expose à un sévère redressement d'URSSAF, pour emploi salarié déguisé.

Les deux parties doivent signer un contrat qui stipule les droits et obligations de chacun. On doit y trouver au minimum :

- la date de début du remplacement et sa date de fin
- le motif du remplacement
- une description des moyens d'exercice que le titulaire fournit au remplaçant : locaux, matériel de bilan et de rééducation, informatique...
- la rémunération : qui percevra les honoraires, quel sera le pourcentage de rétrocession, quelle sera la fréquence des règlements
- les conditions de résiliation du contrat

On peut y ajouter :

- une clause prévoyant des indemnités pour retard de paiement
- une clause de non-concurrence (contrairement au contrat de collaboration), interdisant au remplaçant de s'installer à moins de x kilomètres du cabinet du titulaire pendant 2 à 3 ans. Concernant la distance, on prend généralement le périmètre sur lequel le cabinet intervient, ce qui peut s'avérer vaste en zone rurale.

4 La collaboration

Bon nombre de jeunes diplômés souhaitent commencer leur carrière libérale en tant que collaborateurs d'un praticien installé. Le titulaire met à leur disposition une partie de ses locaux, son matériel, ses abonnements (EDF, eau, internet) et une partie de sa patientèle. En contrepartie, le collaborateur verse chaque mois un pourcentage des honoraires qu'il a perçus (les frais de déplacement lui restent acquis à 100%). En général, cela tourne autour de 20 à 25%. Le statut de collaborateur rencontre un franc succès chez les orthophonistes depuis plusieurs décennies :

• les collaborateurs le voient comme un moyen de démarrer très vite, avec une patientèle qui les attend, tout en gardant la liberté de partir facilement ;

• les titulaires considèrent ce système comme un moyen de voir s'ils s'entendent bien avec le nouvel arrivant, avec la perspective d'une association éventuelle. Bien entendu, il n'est nullement question de faire du bénéfice sur le travail d'autrui.

Tout comme le remplaçant, le collaborateur est aux yeux de l'Etat un travailleur indépendant et non un salarié. Il cotise donc à l'URSSAF et à la CARPIMKO, comme s'il s'était installé tout seul. Il doit aussi souscrire sa propre assurance Responsabilité Civile Professionnelle. Aucun lien de subordination ne doit exister entre lui et le titulaire (Cass. soc., 13 novembre 1996, Bull. civ., V, n° 386). Dans le cas contraire, la collaboration serait requalifiée en contrat de travail salarié, avec un gros redressement de charges sociales à la clé.

Mais contrairement au remplaçant, le collaborateur possède sa carte de professionnel de santé pour télétransmettre, ainsi que des feuilles de soins papier à son nom. Par ailleurs, il ne travaille pas en lieu et place du titulaire, mais auprès de lui. Cela comporte des implications sur les locaux, puisque les deux orthophonistes travaillent de concert.

Jusqu'en 2005, le collaborateur ne disposait d'aucun moyen de développer sa propre patientèle (la loi parle de « clientèle »). S'il partait, il devait redémarrer à zéro et une clause de non-concurrence lui imposait de s'éloigner de x kilomètres pendant 2 ou 3 ans, comme c'est encore le cas pour les remplaçants. Cela a changé avec la loi n°2005-882 du 2 août 2005 en faveur des petites et moyennes entreprises. Ce nouveau texte a institué le statut officiel de «collaborateur libéral» pour plusieurs professions réglementées, dont l'orthophonie, mais aussi les avocats et les médecins, par exemple. L'article 18 est le plus intéressant, il mérite d'être cité ici intégralement :

• ***loi n°2005-882 du 2 août 2005, article 18***

I. - Les membres des professions libérales soumises à statut législatif ou réglementaire ou dont le titre est protégé, à l'exception des professions d'officiers publics ou ministériels, des commissaires aux comptes et des administrateurs judiciaires et mandataires judiciaires au redressement et à la liquidation des entreprises, peuvent exercer leur activité en qualité de collaborateur libéral.

II. - A la qualité de collaborateur libéral le membre non salarié d'une profession mentionnée au I qui, dans le cadre d'un contrat de collaboration libérale, exerce auprès d'un autre professionnel, personne physique ou personne morale, la même profession.

Le collaborateur libéral exerce son activité professionnelle en toute indépendance, sans lien de subordination. Il peut compléter sa formation et peut se constituer une clientèle personnelle.

III. - Le contrat de collaboration libérale doit être conclu dans le respect des règles régissant la profession.

Ce contrat doit, à peine de nullité, être établi par écrit et préciser :

1° Sa durée, indéterminée ou déterminée, en mentionnant dans ce cas son terme et, le cas échéant, les conditions de son renouvellement ;

2° Les modalités de la rémunération ;

3° Les conditions d'exercice de l'activité, et notamment les conditions dans lesquelles le collaborateur libéral peut satisfaire les besoins de sa clientèle personnelle ;

4° Les conditions et les modalités de sa rupture, dont un délai de préavis.

IV. - Le collaborateur libéral est responsable de ses actes professionnels dans les conditions prévues par les textes régissant chacune des professions mentionnées au I.

V. - Le collaborateur libéral relève du statut social et fiscal du professionnel libéral qui exerce en qualité de professionnel indépendant.

VI. - Paragraphe modificateur.

Le point le plus important est le fait que le collaborateur se constitue **sa propre « clientèle »**.

Cela comporte plusieurs conséquences directes :

• Les clauses de non-concurrence, ou non-réinstallation, sont caduques, bien que cela ne soit pas écrit explicitement dans la loi : comment le collaborateur pourrait-il développer sa propre patientèle en étant obligé de s'exiler ? Ce point a encore été confirmé par l'Ordre National des Chirurgiens-Dentistes, dans un article qu'il a publié en avril 2010.

• S'il devient associé, le collaborateur peut se voir demander un droit de présentation, mais uniquement sur la patientèle qui relève du titulaire ; et en aucune façon sur sa patientèle personnelle.

• Si le collaborateur part trop loin pour que ses patients le suivent, il peut même demander le paiement d'un droit de présentation au titulaire, si ce dernier veut prendre en charge la patientèle privée de soins. Le contrat peut d'ailleurs prévoir que le titulaire dispose d'un droit de préemption.

La collaboration se présente donc comme un **statut intermédiaire** entre le remplacement et l'association. La loi de 2005 a fortement revalorisé la position du collaborateur, au détriment du titulaire. C'est une tendance générale dans le droit : il faut protéger le faible face au fort. On le voit aussi, par exemple, dans les lois qui régissent les rapports entre les locataires et les propriétaires.

Mais le nouveau texte a aussi compliqué les choses : depuis 2005, il faut en permanence savoir quels patients se sont adressés au titulaire et lesquels font partie de la patientèle personnelle du collaborateur. Il n'est pas toujours évident de faire la part des choses. Le titulaire et le collaborateur doivent donc recenser régulièrement leurs patientèles respectives. C'est une source potentielle de conflit.

Si le titulaire ne prévoit pas de laisser son collaborateur créer sa propre patientèle et que l'affaire finit en Justice, il a toutes les chances de perdre, de voir le contrat requalifié en contrat de travail salarié et de devoir une forte somme à l'URSSAF et à l'assurance-chômage. C'est arrivé. Voir par exemple l'arrêt n°543 du 14 mai 2009 (08-12.966) de la première chambre civile de la Cour de cassation. Cette procédure a pris trois ans et demi au total, pour aboutir à une condamnation des titulaires qui ont même dû verser des indemnités de licenciement à la plaignante.

En pratique, de nombreux orthophonistes signent des contrats de collaboration sous seing privé, dont ils recopient le texte sur celui d'un ami. C'est une des raisons pour lesquelles on voit encore des contrats en contradiction avec la loi de 2005. Ce n'est pas parce qu'ils ont été signés qu'ils ont valeur de loi : une clause abusive ou illicite n'a aucune valeur. Les associations de consommateurs le savent bien, quand elles attaquent certaines clauses abusives de contrats d'abonnement émanant de grandes entreprises. L'idéal consiste donc à s'adresser à un avocat ou au service juridique d'une organisation professionnelle pour élaborer un contrat respectant la législation et ménageant les intérêts des deux parties.

5 L'association

Par rapport à la collaboration, l'association constitue une solution sécurisante. Elle permet au nouvel arrivant de se sentir sur un pied d'égalité avec son collègue. Le cabinet est aussi le sien, il participe directement aux frais afférents. Celui qui le fait venir peut espérer mieux fidéliser son nouveau collègue et ne pas se retrouver un an plus tard avec des patients qu'il n'a pas le temps de voir (situation fort angoissante).

Sur le plan financier, comparons les deux statuts, en imaginant un titulaire qui confie 40 rendez-vous hebdomadaires d'emblée. En prenant l'hypothèse de 45 semaines de travail et d'un AMO moyen à 11,8 on obtient 50 976 € de recette annuelle.

• Si la collaboration est choisie avec une rétrocession de 20%, le collaborateur reverse 10 195 € au titulaire, soit 850 € en moyenne par mois.

• Si l'association est choisie, on voit mal comment on pourrait arriver à 850 € en additionnant toutes les charges : pour deux associés, cela représenterait 1 700 € de dépenses mensuelles. Pour trois : 2 550 €. Pour quatre : 3 400 €. Il n'y a qu'en plein cœur des plus grandes villes que l'on peut imaginer de telles dépenses.

On constate donc que le nouvel arrivant a financièrement intérêt à devenir associé. Le titulaire, s'il ne voit que son intérêt immédiat, cherchera à pérenniser une collaboration qui n'est pourtant qu'une solution transitoire, dans l'esprit de la loi. Cela se voit par endroits... Mais s'il veut stabiliser son cabinet pour longtemps, il aura à cœur de mieux intégrer son collègue en s'associant avec lui.

Une fois que le choix de l'association est fait, il faut établir un contrat écrit qui respecte l'indépendance professionnelle des associés. Comme pour le remplacement et la collaboration, il faut éviter tout lien de subordination, sous peine de rendre le contrat caduc. On peut notamment inclure les points suivants dans un contrat d'association :

- l'état civil des associés
- l'objet du contrat
- l'évocation de l'existence ou non d'une société
- une mention explicite à l'absence de lien de subordination et d'entrave au libre choix du praticien par le patient
- la durée du contrat (généralement indéterminée) et les moyens d'y mettre fin
- ce qui se passerait en cas de décès, d'invalidité, de départ en retraite ou de sanction disciplinaire de l'un des associés
- les modalités d'entrée d'un nouvel associé compensant un départ
- les modalités d'entrée d'un nouvel associé supplémentaire
- certains cabinet ajoutent une clause assurant la continuité de l'offre de soins, évitant que tous les associés prennent leurs congés en même temps.

Dans certains cabinets, on demande au nouvel associé de payer un droit de présentation sur la patientèle qui n'est pas la sienne. Pour connaître les modalités de calcul, le lecteur peut se reporter au paragraphe 6, p. 22. Mais il faut noter que dans la plupart des endroits où la demande de soins s'avère pressante, ce principe ne correspond pas à la réalité économique : pourquoi payer quand on peut s'installer à côté ?

Vient ensuite la question du nerf de la guerre. Il faut répartir entre les associés un certain nombre de frais :

- loyer
- charges locatives
- taxe pour les ordures ménagères
- taxe foncière si le bail prévoit que le locataire la paie
- électricité, chauffage, eau
- téléphone, internet
- assurance du local
- frais financiers sur un compte bancaire commun
- salaire d'une femme de ménage
- charges sociales sur ce salaire
- entretien et réparations
- petit outillage (matériel de moins de 598 € TTC)
- amortissement du matériel de plus de 598 € et des agencements
- frais éventuels de comptable, pour une société
- frais de représentation
- fournitures de bureau

Pour répartir ces frais entre les associés, deux problèmes se posent :

- Doit-on monter une société ?
- Chacun paie-t-il en fonction de son temps de travail, ou attribue-t-on les mêmes montants à tout le monde ?

• La Société Civile de Moyens (SCM)

C'est le montage le plus utilisé dans une association d'orthophonistes. La société civile de moyens est une structure juridique réservée aux professions libérales. Elle sert à leur fournir des moyens : locaux, matériel, personnel éventuel. Elle n'est donc pas consacrée directement à l'exercice de la profession (contrairement à la SCP décrite plus loin). Elle a juste pour but de faciliter l'exercice de l'activité des associés, qui continuent à avoir leur propre activité. Ils peuvent exercer des professions différentes, mais voisines. On peut imaginer par exemple la présence d'un psychologue ou d'une psychomotricienne à côté d'un orthophoniste. Si c'est le cas, il faut de le prévoir dans les statuts.
La SCM a une personnalité juridique distincte de celles de ses membres : elle est une personne morale. A ce titre, elle dispose de droits et d'obligations. Elle peut conclure des contrats concernant les moyens mis en commun par ses associés : ouverture d'un compte bancaire, signature d'un bail, abonnements d'électricité, de gaz, de téléphonie, assurances, contrat de travail éventuel, etc... Elle doit être enregistrée au registre du commerce et des sociétés, ce qui occasionne quelques frais.

Aucun capital minimal n'est imposé lors du montage et de l'enregistrement de la société. On peut imaginer par exemple 120 parts de 1 €. Ce nombre de 120 est intéressant, parce qu'il est un multiple de

2, 3, 4, 5 et 6. On peut donc remanier le capital sans souci jusqu'à 6 associés.

Les associés d'une SCM seront au minimum 2 (il n'y a pas de nombre maximum), ce sont des personnes physiques ou morales. **Ils ont une responsabilité indéfinie et conjointe.**

Les statuts fixent les règles de fonctionnement de la société, sachant qu'il n'y a pas de mise en commun des recettes, ni partage de patientèle. Ils décrivent les règles de répartition des dépenses entre les associés. Il est aussi utile de préciser les modalités de cession ou de transmission de parts sociales, de survie de la société civile de moyens ou non en cas de maladie, de décès ou d'invalidité. Il est bon de se faire aider d'un professionnel pour rédiger les statuts.
La SCM ne paie pas l'impôt sur les sociétés : tous les ans, sa déclaration 2036, faisant état des dépenses communes et du résultat social, permet à chaque associé de déduire de son bénéfice sa quote-part des dépenses de la société. Cette déclaration est le produit d'une comptabilité.

Tous les ans également, les associés doivent tenir une assemblée générale, qui donne lieu à un rapport écrit.

Le principal avantage de la société civile de moyens est donc la liberté de fonctionnement, grâce à la préservation de l'indépendance professionnelle des associés. Mais la responsabilité indéfinie des associés d'une SCM est un inconvénient, tout comme l'obligation d'obtenir des décisions collectives.

• Le contrat d'exercice professionnel à frais communs (CEPFC)

Cette forme juridique s'apparente à la société civile de moyens en ce qu'il permet la mise en commun des moyens nécessaires à l'exercice de la profession. La principale distinction entre la SCM et ce contrat porte sur l'absence de personnalité morale dans le second cas. Le principe fondamental du contrat d'exercice professionnel à frais communs est de garantir l'indépendance des contractants, en termes d'exercice de la profession et de responsabilités.

Comme pour la SCM, l'objectif de ce mode d'exercice est le partage des dépenses et non des recettes. Chaque associé conserve et développe sa propre patientèle. Il perçoit directement et pour son propre compte les honoraires correspondant à son activité. Ce mode d'exercice n'ayant pas de personnalité morale, il n'y a pas de formalités d'immatriculation au registre du commerce et des sociétés à accomplir.

Les dépenses communes et leur mode de répartition doivent être fixées dans le contrat. D'autre part, tout comme dans la SCM, il est recommandé d'ouvrir un compte bancaire distinct à partir duquel se font toutes les opérations inhérentes au fonctionnement de l'association. Chaque membre doit approvisionner ce compte commun en vue des règlements des dépenses de l'association. Faut-il opter pour une SCM ou un simple contrat d'exercice professionnel à frais communs ? Outre le fait que les associés de la société civile de moyens ont une responsabilité indéfinie et conjointe, l'inconvénient essentiel de la SCM réside dans le fait que lors de sa création, ainsi que tout au long de son existence, elle nécessite un certain formalisme. La tenue régulière d'assemblées peut paraître trop contraignante pour ses membres, tout comme la comptabilité et l'élaboration d'une déclaration 2036.

SCM et CEPFC : comment répartir les dépenses entre associés ?

Quel que soit le statut choisi (SCM ou contrat d'exercice professionnel à frais communs), il faut décider de la contribution de chacun aux frais communs.

Il peut paraître équitable de faire varier les contributions des associés en fonction de leur nombre d'heures de présence ou du montant de leurs recettes annuelles. De cette manière, celui qui travaille peu ne sera pas étouffé par les charges fixes. Cela semble juste, puisqu'il utilise moins d'eau, d'électr cité, de téléphone, de papier de photocc pieuse... Et celui qui travaille beaucoup peut se permettre de payer davantage. On peut aussi considérer cette répartition comme inéquitable :

- Ce n'est pas la faute de celui qui travaille beaucoup, si son associé a décidé de travailler peu. Et si l'un décide de réduire son activité, il force l'autre (ou les autres) à payer davantage, à sa place. C'est une source de conflits potentiels.
- Le cabinet a besoin d'être chauffé, que les associés soient présents ou absents.
- Même chose pour le loyer, les charges locatives, la taxe foncière récupérée par le propriétaire, les abonnements pour l'eau, l'électricité, l'internet et le téléphone : s'il était tout seul, l'associé qui travaille peu devrait tout de même supporter ces charges incompressibles. Ce mode de répartition s'avère donc paradoxalement peu équitable.

Il est aussi difficile à gérer : les niveaux d'activité fluctuent d'une année sur l'autre.

Autre clé de répartition : chacun paie la même somme, quelle que soit son activité. Par exemple, s'il y a 3 associés, chacun paie un tiers des dépenses et déduit ce tiers dans ses charges. Tous les inconvénients décrits ci-dessus disparaissent. Autre avantage : cela incite les gens à travailler, pour que les frais communs leur pèsent moins. Les règles sont fixes une fois pour toutes, évitant les rancœurs qui peuvent doucement miner les associations. Ce mode de répartition s'avère donc paradoxalement peu équitable. Il est aussi difficile à gérer : les niveaux d'activité fluctuent d'une année sur l'autre. Si on décide une clé de répartition au 1er janvier mais qu'ensuite un ou plusieurs associé(s) change(nt) de rythme de travail, doit-on changer la clé en cours d'année ou régulariser au 31 décembre ? Celui qui est lésé va-t-il oser réclamer son dû, au risque de passer pour un grippe-sous ?

Quoi qu'il en soit, la SCM et le CEPFC constituent deux options permettant le partage des dépenses, mais pas celui des bénéfices. Ceux-ci restent propres à chaque associé. Mais certains peuvent vouloir aller plus loin, en partageant aussi les bénéfices. Les 3 types de sociétés qui suivent permettent cette mise en commun plus poussée.

• La Société Civile Professionnelle (SCP)

La SCP est une personne morale enregistrée au Registre du Commerces et des Sociétés, au même titre que la SCM. Mais c'est elle qui exerce la profession par l'intermédiaire de ses membres. C'est elle qui possède les moyens matériels permettant d'exercer la profession. C'est aussi elle qui détient le droit de présentation de la patientèle. Elle encaisse les honoraires et répartit les bénéfices entre les associés.

C'est là où les choses se compliquent : si l'on répartit les bénéfices en fonction du strict nombre des parts, aucun associé n'est incité à travailler davantage, puisque ses efforts sont partagés entre tous les membres de la société. On peut aussi inclure l'ancienneté dans le mode de calcul, ce qui complique encore plus les choses. Tout cela peut être source de conflit. La SCP est d'ailleurs peu utilisée par les orthophonistes, contrairement aux notaires ou aux avocats, par exemple.

• La société d'exercice libéral (SEL)

Le principe de la SEL est assez proche de celui de la SCP. Mais au lieu d'être purement civile, la SEL a un objet civil mais une forme commerciale. Il existe plusieurs formes de SEL. La plus adaptée à notre cas est la société d'exercice libéral à responsabilité limitée (SELARL), équivalent libéral de la SARL.

Dans une SCP, chaque associé possède une voix lors des votes. Dans une SEL, le poids de chacun est déterminé par son nombre de parts dans le capital.

En outre, la SEL paie elle-même son impôt : l'impôt sur les sociétés. Cela peut être intéressant pour ceux qui se trouvent dans la plus haute tranche d'imposition. Les associés, eux, sont imposés sur les dividendes que la société leur distribue. Ce système peut être très utile si les associés peuvent s'abstenir de prendre tous les bénéfices pour eux.

Enfin, il peut être judicieux, sur le plan patrimonial, de vendre un droit de présentation à la SEL, qui emprunte pour ce faire. Cela dégage une somme utilisable personnellement. Mais ce type de montage doit être effectué avec un expert en la matière, étant donné ses implications personnelles et professionnelles. La SEL reste très peu utilisée par les orthophonistes, mais les conseillers en gestion de patrimoine commencent à nous en parler de plus en plus.

• La société en participation (SEP)

La SEP est régie par les articles 1871 à 1873 du Code Civil. Elle n'est pas immatriculée (donc sans frais de création) et n'est pas une personne morale. Chaque associé y exerce en son nom pour le compte de tous. C'est une sorte de « SCP ou SEL à l'essai » : on y apporte son cabinet en jouissance (mais pas en pleine propriété) et on met en commun les honoraires.

Mais la SEP ne peut pas louer un bien, ni embaucher, ni détenir des abonnements. Cela peut rendre sa gestion quotidienne peu aisée.

6 Libéral seul : création ou rachat ?

La région d'implantation est primordiale pour répondre à cette question. Dans certaines villes, il existe une pénurie d'orthophonistes, les jeunes diplômés étant plus attirés par des villes dynamiques et délaissant souvent les zones plus « rurales ». Et ce ne sont pas les statistiques démographiques données en I-2 qui les décourageront !

La partie la plus onéreuse est le loyer du local et le dépôt de garantie qu'il faut pouvoir avancer avant de percevoir des revenus. Une caution solidaire est aussi souvent demandée par le propriétaire. L'on peut trouver un équipement informatique à un prix raisonnable (ordinateur et imprimante photocopieuse). « Le matériel et les logiciels de télétransmission restent onéreux, d'autant que l'aide à la télétransmission ne sera versée par la CPAM que l'année suivante. En ce qui concerne le matériel de rééducation à proprement parler, il existe des logiciels gratuits disponibles sur Internet et et le matériel de base n'est pas très coûteux. Certains l'ont constitué pendant leurs 4 années d'études, notamment lors de la dernière année passée en stages divers où des « ateliers de matériel » sont parfois proposés (réalisation de matériel adapté pour des patients).

Voici les démarches à effectuer pour créer votre cabinet:

- Faire une étude de faisabilité c'est-à-dire sur un plan de la ville visée, et selon les régions, lister les orthophonistes déjà installés, les prescripteurs, les centres médicaux, les maisons de retraites, les écoles, collèges et lycées. Il apparaîtra ainsi une « zone » potentiellement intéressante dans laquelle vous pourrez vous installer.

- Trouver un local adapté dans la zone ciblée: un appartement au rez-de-chaussée ou premier étage maximum avec ascenseur (pensez que vous vous installez pour un moment certain et que même si vous ne comptez pas sur une patientèle gérontologique, vos objectifs peuvent changer). Il faut donc penser à l'accessibilité de personnes âgées à mobilité réduite, aux patients se rendant à votre cabinet en fauteuil roulant ou déambulateur, aux jeunes patients qui auront un membre inférieur plâtré ou qui devront se déplacer avec des béquilles et si l'ascenseur tombe en panne, il sera fort difficile à ces jeunes patients de grimper plus d'un étage... Enfin, la loi d'accessibilité pour les personnes handicapées impose certaines normes précises en tant que lieu ouvert au public.
  Le local doit être constitué de sanitaires, d'une salle d'attente et d'un bureau. Pensez à une autre pièce pour un futur collaborateur ou pour archiver les dossiers...
  Vous pouvez envisager de travailler là où vous habitez.
  Il vous faudra vérifier si vous en avez le droit.
  Attention à avoir une comptabilité professionnelle bien distincte et sachez que si vous, vous ferez la distinction entre vie professionnelle et vie privée, les patients risquent fort de ne pas la faire...

- Cas particulier de l'orthophoniste propriétaire : dans une décision du 11 avril 2008, le Conseil d'Etat autorise les professionnels libéraux propriétaires à déduire de leurs recettes le montant des loyers qu'ils se versent à eux-mêmes, en raison de l'utilisation des locaux nécessaires à leur activité professionnelle.

- Avant toute chose, assurez votre local professionnel. Certaines agences vous demanderont d'ailleurs une attestation d'assurance avant d'emménager. Souscrivez une assurance responsabilité civile professionnelle par la même occasion.

- Commandez une plaque professionnelle comportant vos nom, qualité et numéro de téléphone, ce qui permettra à d'éventuels patients de noter votre numéro de téléphone car la première année, vous ne figurerez pas dans l'annuaire papier ...

- Présentez-vous aux collègues : certains d'entre eux, dont l'emploi du temps est complet, aiguilleront les patients vers vous. Présentez-vous aux acteurs de santé, notamment aux prescripteurs : médecins généralistes, ORL, pédiatres, gériatres, neurologues, neuropédiatres. Appelez-les directement en demandant si vous ne les dérangez pas et à quel moment vous pouvez les rappeler. C'est valable aussi pour les collègues, bien moins impersonnel qu'un courrier, notamment pour les médecins qui croulent sous les courriers postés ou qui ont une secrétaire chargée de faire le tri...

- Présentez-vous au CMPP, SESSAD, CAMSP de votre ville.
  Nous reviendrons sur ces différents sujets et aborderons le cas sensible des écoles et de la publicité au chapitre 3.

Quelles démarches pour un rachat de patientèle ?

Pour calculer la valeur du droit de présentation à la patientèle, il est important de bien évaluer la patientèle avant le rachat. Différents paramètres seront à prendre en compte comme l'ancienneté du titulaire, le potentiel du cabinet (évolution du chiffre d'affaires, liste d'attente), la localisation du cabinet (zone urbaine ou rurale), la concurrence alentour, le local professionnel (propriété ou location, facilité de transmission du droit de jouissance), la structure du cabinet (individuelle, SCM, association sans ou avec contrat).

Le mot « patientèle » dérivé de « patient » est un mot récent désignant l'ensemble des patients d'un personnel soignant donné.
On ne peut que l'estimer car la clientèle médicale n'est qu'une forme de clientèle civile. La confiance, qui est le seul lien entre le patient et son médecin ne peut être l'objet d'une obligation contractuelle. Or on ne peut contracter sur un objet impossible (Art 1126 du Code civil). L'objet de l'obligation du vendeur consiste dans la confiance que les patients lui portent, mais cette confiance existe pour autant que le médecin ne change pas. Elle suppose un rapport intuitu personae, en raison des personnes en présence. Dès lors, il est certain qu'elle ne peut pas être transmise, la personne du médecin changeant. La clientèle ne fait pas partie du commerce (Art 1128 du Code civil). On ne cède donc pas des patients. Cependant, la jurisprudence a admis la possibilité d'une cession d'un droit de présentation (Cour d'appel de Paris du 29 décembre 1847), qui oblige le vendeur à présenter son successeur. Il ne s'agit pas de transférer la confiance, ce qui reviendrait à une obligation de résultat impossible, mais de mettre tout en œuvre pour que la confiance se reporte sur le successeur. La convention s'accompagne généralement d'une cession du fichier recensant les patients.
De plus, il est admis que la patientèle se rattache non pas à la personne du cédant, mais au cabinet auquel il appartient (Cass civ 1,5 mai 1993), à condition que soit sauvegardée la liberté de choix du patient (Cass Civ 1,7 nov 2000).
Cette liberté de choix du patient est conforme à l'article R 4127-6 du Code de la santé publique.
(D'après Denis Berthiau, maître de conférences à la Faculté de droit de l'Université Paris 5: « Cession de la clientèle médicale », étude mise à jour le 16/03/2005)

Assurez-vous que l'orthophoniste qui cède sa patientèle vous présentera à cette dernière avant de quitter le cabinet et assurera ainsi une transition sans arrêt de prise en charge. N'oubliez pas que malgré tout cela, la patientèle n'est pas tenue de rester fidèle et que dans bien des endroits, un droit de présentation n'a pas de justification économique.
Enfin, certaines rééducations ne donnent pas lieu à des renouvellements, certains bilans ne donnent pas lieu à des rééducations, ainsi questionnez l'orthophoniste qui cède son cabinet : combien de bilans a-t-il réalisés en un an, combien de ces bilans ont donné lieu à une rééducation, quelles sont les pathologies rencontrées dans le cabinet, combien de séances ont été réalisées pour chaque patient, quel est l'âge moyen de la patientèle, etc...

Pour calculer la valeur du droit de présentation aux patients d'un cabinet d'orthophonie, il convient de prendre le chiffre d'affaires des trois dernières années, pour obtenir une moyenne à laquelle on appliquera un coefficient variant entre 20 et 40 %. Concernant la négociation de ce coefficient, n'oubliez pas que d'ordinaire, c'est celui qui rachète qui est en position de force et non celui qui cède.
A ce montant, il faut ajouter le prix du mobilier, du matériel et d'un éventuel droit au bail. Vous pouvez demander à consulter le relevé individuel d'activité du cédant, ainsi que sa déclaration 2035. Attention, le droit de présentation n'est pas déductible du revenu imposable. A l'inverse, cette opération est soumise à 25 € de droits de mutation pour l'acquéreur,

si le prix de la cession ne dépasse pas 23 000 €. Entre 23 000 et 200 000 €, il réglera 3% de la fraction dépassant 23 000 €. Le vendeur, lui, échappera à la taxation de sa plus-value s'il exerce depuis au moins 5 ans et si ses recettes ne dépassent pas 90 000 €.

7 Activité secondaire

Etant donné l'évolution financière de notre profession, on peut se demander s'il ne sera pas souhaitable de développer une activité secondaire, un jour ou l'autre. C'est aussi un moyen éventuel de vivre d'une passion ou tout simplement de connaître autre chose que son métier paramédical. Le nouveau statut d'auto-entrepreneur a bien simplifié les choses et permis aux courageux de se lancer rapidement et à moindre risque.

Mais pouvons-nous exercer une activité commerciale et si oui, dans quelles conditions ? Les orthophonistes n'ayant pas d'Ordre, il faut nous référer à l'Ordre des médecins, dont le bulletin de juin-juillet 2006 comporte un article à ce sujet, écrit par le Docteur Lucas, secrétaire général du Conseil national de l'Ordre des médecins et de Sylvie Breton, conseillère juridique :

«Les règles du code de déontologie médicale (R 4127-1 du code de la santé publique et suivants) n'interdisent pas à un médecin d'avoir une autre activité que son exercice médical. Toutefois, cette activité doit être compatible avec la dignité professionnelle, et ne doit pas être l'occasion pour le médecin d'accroître sa clientèle ou de se livrer à une publicité. En outre, cette activité ne saurait, par son importance, être une entrave à l'obligation de continuité des soins que le médecin doit à ses malades. Sous ces réserves, le médecin peut avoir une activité commerciale, mais il ne doit pas faire état, à l'occasion de cette activité, de sa qualité de médecin et il est préférable que celle-ci ait lieu à une certaine distance de son exercice médical. Enfin, déclaration de l'activité commerciale doit être faite au conseil départemental du lieu d'inscription qui, par la confrontation de l'activité envisagée avec les conditions énumérées ci-dessus, sera en mesure d'apprécier sa compatibilité avec les dispositions du code de déontologie.»

Voilà qui fixe bien le cadre à respecter. Concernant le lieu de l'activité secondaire, comme on le voit, l'Ordre déconseille mais n'interdit pas d'exercer les deux métiers au même endroit. Il y a deux points essentiels à ne pas négliger si l'on choisit, malgré tout, d'exercer les deux activités dans le même local :

• **Depuis la loi de modernisation de l'économie du 4 août 2008**, il est possible d'exercer une activité commerciale dans sa résidence principale, sous certaines modalités. Pour les locaux en rez-de-chaussée, aucune autorisation n'est nécessaire, et l'occupant peut recevoir clients et marchandises. Pour les locaux en étage, l'autorisation du maire n'est nécessaire que si l'occupant doit recevoir clients ou marchandises (source : droit-finances.commentcamarche.net).

• **Si le praticien est locataire de son cabinet**, il y a de fortes chances pour qu'il ait un bail professionnel. Ce type de contrat exclut l'exercice d'une activité commerciale, puisqu'il concerne les entreprises (individuelles ou non) qui exploitent une activité non commerciale ou artisanale. Ces professions ne bénéficient pas du statut protecteur des baux commerciaux. Rien n'interdit cependant, lorsque les deux parties en sont d'accord, de placer volontairement le bail sous le régime des baux commerciaux, à condition qu'un autre bail ne leur soit pas imposé par un texte particulier et que le propriétaire exprime sans équivoque dans le bail son intention de le placer sous le statut des baux commerciaux et de renoncer à exiger de son locataire qu'il remplisse les conditions normalement requises (source : http://www.apce.com/pid567/baux-professionnels.html#toc1). Bien entendu, l'idéal, pour être plus libre, est d'être propriétaire et locataire à la fois. Par exemple en ayant une SCI qui loue le bien à une SCM ou au professionnel tout seul.

2.

Etat des lieux de l'orthophonie libérale

1 Etat des lieux de l'orthophonie libérale

L'orthophoniste salarié est rémunéré comme la plupart des Français : en fonction de son temps de travail. S'il effectue 35 heures par semaine, il travaille à plein temps. En libéral, le mode de rémunération s'avère tout différent. Depuis l'origine, les orthophonistes libéraux sont payés à l'acte, comme les médecins. Chaque bilan et chaque séance effectués donnent lieu à un règlement fixe, quelle que soit leur durée. Contrairement aux médecins, nous avons une durée minimale de 30 ou 45 minutes pour les séances (voir la nomenclature, abordée plus loin), mais aucune durée maximale. Par exemple, qu'un bilan du langage oral prenne deux heures ou cinq heures en tout, il sera toujours facturé 57,60 €. De la même manière, il est possible de faire durer une séance de rééducation du langage écrit 45 ou 60 minutes, au lieu de 30 ; mais elle restera à 24,24 €.

Ce système présente un avantage certain : la liberté. Celui qui veut augmenter ses revenus peut pratiquer plus d'actes. Personne ne viendra lui dire qu'il dépasse 35 heures. Celui qui veut réduire momentanément son activité peut aussi le faire. Il existe une relation forte entre le travail accompli et le revenu obtenu. Cette rémunération au mérite, poussée à son paroxysme, constitue un moyen incitatif et philosophiquement satisfaisant de gagner sa vie.

Néanmoins, la rémunération à l'acte n'est pas exempte d'inconvénients. Ils tiennent principalement au fait que le tarif conventionnel inclue le temps passé en présence du patient, mais aussi les heures passées à rédiger des courriers, à se rendre à des réunions de synthèse et à communiquer au téléphone avec d'autres professionnels. Ce point explique d'ailleurs en partie la grande différence entre les tarifs des libéraux et le salaire horaire des salariés. Mais en ne prévoyant pas de rémunération spécifique pour le temps passé hors de la présence du patient, la rémunération à l'acte incite l'orthophoniste à comprimer ce temps. Le cas de conscience se pose de manière particulièrement aiguë lorsqu'une réunion à l'extérieur a lieu sur le temps de travail : il faut généralement annuler 5 ou 6 séances d'autres patients s'y rendre. Il en est de même en ce qui concerne les formations, qui ne sont pas rétribuées alors qu'elles nécessitent, elles aussi, d'annuler de nombreux rendez-vous. Seules les formations conventionnelles donnent droit à un léger dédommagement.

Depuis quelques années, trois autres sources de revenus ont été mises en place, à côté de la rémunération à l'acte. Il s'agit de primes, versées sous condition par la Sécurité Sociale :

• **L'aide à la maintenance d'un logiciel de télétransmission** : celui qui télétransmet au moins une feuille de soins électronique durant l'année recevra un virement de 100 € au mois de mars de l'année suivante.

• **L'aide pérenne à la télétransmission** : celui qui télétransmet au moins 70% de ses feuilles de soins durant l'année recevra 300 € au mois de mars de l'année suivante, cumulables avec la prime de 100 €. Entre 65 et 70% de feuilles de soins électroniques, une dérogation peut être accordée par la commission paritaire départementale si l'on parvient à lui donner une raison valable.

• **La prime accordée pour respect du Contrat de Bonne Pratique (CBP)** : jusqu'au 1er avril 2010, les orthophonistes avaient la possibilité de signer ce contrat avec la Sécurité Sociale. Ils s'y engageaient à suivre au moins une formation conventionnelle par an et à communiquer chaque année une série de comptes rendus de bilans orthophoniques que la CPAM leur demandait. Cela permettait à la CPAM de vérifier si ces textes respectaient l'architecture réglementaire. Si ces deux conditions étaient respectées, l'orthophoniste recevait une prime de 600 €. Ce contrat était renouvelé par tacite reconduction, chaque année.

Il a suscité des polémiques lors de son instauration : de nombreux orthophonistes trouvaient étrange qu'on leur demandât de s'engager à faire ce qu'ils faisaient déjà, comme si on les soupçonnait de ne pas se former et de mal rédiger leurs comptes rendus de bilans. Mais quoi qu'il en soit, depuis le 1er avril 2010, le CBP a pris un sérieux coup. L'article 22 de l'ordonnance n°2010-177 du 23 février 2010, mettant en œuvre certaines dispositions de la loi HPST (dite « loi Bachelot »), a abrogé les dispositions du code de la sécurité sociale qui constituaient le fondement juridique du CBP. L'Etat a donc défait ce que les négociateurs conventionnels (sécurité sociale et Fédération Nationale des Orthophonistes) avaient bâti.

Comme on le voit, avec ou sans CBP, les primes ne constituent aucunement une partie essentielle de la rémunération des orthophonistes. Elles restent bien trop faibles pour entrer en ligne de compte, d'autant qu'elles sont soumises à l'impôt sur le revenu et aux charges sociales, comme tout revenu du travail.

Un troisième mode de rémunération pourrait apparaître : le forfait. Le syndicat CFDT le réclame depuis dix ans, estimant que la rémunération à l'acte est ruineuse, inflationniste, obsolète et inadaptée.

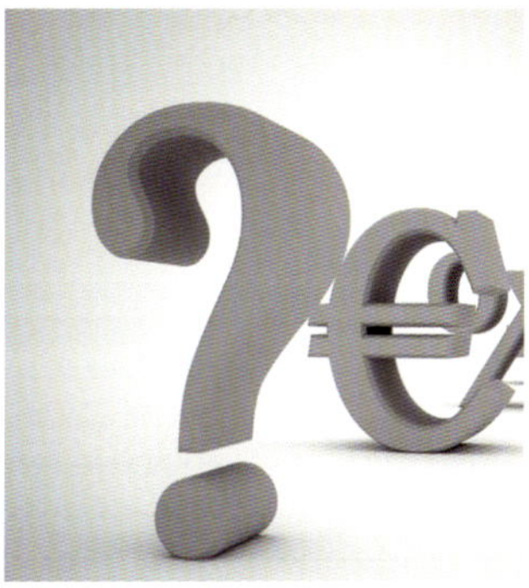

Les trois lettres-clés

La rémunération à l'acte d'un orthophoniste dépend de trois lettres-clés :

- AMO (acte médical orthophonique)
- IFD (indemnité forfaitaire de déplacement)
- IK (indemnité kilométrique)

L'AMO constitue le pilier incontournable de la rémunération d'un orthophoniste. Il a été créé en 1969. Pour connaître le tarif d'une séance ou d'un bilan, il faut multiplier la valeur de l'AMO (2,40 €) par un coefficient allant de 5 à 30, en fonction du type d'acte pratiqué. Le tarif d'un acte oscille donc entre les deux extrêmes suivants :

- 5 x 2,40 = 12 € (ex : une séance de groupe)
- 30 x 2, 40 = 72 € (ex : un bilan du bégaiement)

L'acte moyen pratiqué par les orthophonistes français s'élève à AMO 11,8, c'est-à-dire 28,32 € (source : www.jesuisentrepreneur.fr). Deux cotations sont fortement utilisées :

- AMO 10,1 = 24,24 € ; séance de 30 minutes minimum
- AMO 12,1 = 29,04 € ; même durée

Il est intéressant d'étudier l'évolution de l'AMO dans le temps. Jusqu'au début des années 1980, il suivait à peu près l'inflation. En 1983, il valait 1,75 €. Il a donc pris 37% en 27 ans, ce qui paraît appréciable. Mais si l'on tient compte de l'inflation, 1,75 € de 1983 correspond à 3,20 € de 2009, au lieu des 2,40 € actuels (source : INSEE). **L'AMO a donc été complètement décroché de l'inflation et a perdu un tiers de son pouvoir d'achat.** Peu de professions ont subi une telle érosion constante.

Cette triste évolution a été compensée à la marge par les retouches apportées aux coefficients, sans que cela remette en cause l'ensemble du calcul ci-dessus. Citons par exemple la création de l'AMO 15 pour les séances de rééducation de pathologies neurologiques, mais avec une durée de séance de 45 minutes qui a en fait abaissé la rémunération horaire : en 1h30, un orthophoniste pratique 2 AMO 15 (72 €), alors qu'auparavant il pouvait effectuer 3 AMO 12 (86,40 €). Mentionnons encore l'augmentation des deux cotations reines, de 10 à 10,1 et de 12 à 12,1... La seule innovation réellement intéressante fut la création des AMO 13 et 14.

Il n'existe aucune perspective de réalignement de l'AMO sur l'indice des prix à la consommation ; et encore moins de volonté de rattraper les 33 % perdus. Les indexations automatiques comportent des dangers inflationnistes. Elles ont donc été progressivement supprimées à la fin des années 1970. Plus le temps passe, plus l'AMO perd du pouvoir d'achat. Seule l'année 2009 aura été un court répit, grâce (si l'on ose dire) à la crise économique mondiale qui a bloqué l'inflation. Notons que cette dérive affecte toutes les professions paramédicales conventionnées, plus que les médecins.

Des mécanismes légaux ont même été mis en place pour entraver les revalorisations des lettres clés. Chaque année, la loi de financement de la sécurité sociale fixe un objectif national de dépenses d'assurances maladie (ONDAM). En 2010, il est de 162,4 milliards d'euros, en augmentation de 3 % par rapport à 2009. Les soins de ville y représentent 75,2 milliards d'euros (source : www.securite-sociale.fr), en augmentation de 2,8 %. L'augmentation de l'ONDAM est réduite chaque année par souci de bonne gestion, malgré le vieillissement de la population. Un comité d'alerte sur l'évolution des dépenses de l'assurance maladie a été créé en 2004. Sa mission consiste à alerter le Parlement, le Gouvernement et les caisses de sécurité sociale, au cas où les dépenses déraperaient. Chaque année, au plus tard le 1er juin, il rend un avis sur le respect de l'ONDAM. S'il considère qu'il existe un risque sérieux de dépassement de l'objectif et que ce risque provient (même en partie) des soins de ville, toute augmentation de tarifs est suspendue, même si elle fait l'objet d'un accord entre les caisses et les syndicats. Soit elle est renégociée, soit elle est repoussée au 1er janvier de l'année suivante. Mais entretemps, elle peut être supprimée, pour permettre à la sécurité sociale de faire des économies qui la replacent sur l'ONDAM. Il faut ensuite tout négocier à nouveau. C'est ce mécanisme qui avait empêché la revalorisation de la consultation des médecins généralistes en 2008, alors que leurs négociations conventionnelles la prévoyaient. Ils auront attendu trois années supplémentaires pour passer de 22 à 23 €.

Seconde lettré clé des orthophonistes, l'indemnité forfaitaire de déplacement (IFD) est due dès lors qu'un acte est effectué au domicile du patient. Elle vaut 1,52 € depuis des années. Pour y prétendre, il faut que le médecin ait ajouté « à domicile » sur sa prescription.

Enfin, l'indemnité kilométrique (IK) s'ajoute à l'IFD si le domicile du patient est situé à plus de 2 kilomètres du cabinet de l'orthophoniste. Il faut alors compter la distance parcourue (aller-retour), puis ôter 4 km. Le résultat est à multiplier par la valeur de l'IK :

- 0,24 € en plaine (0,27 € dans les départements d'outre-mer)
- 0,37 € en montagne (0,40 € dans les départements d'outre-mer)
- 1,07 € à pied ou à ski (même montant dans les départements d'outre-mer)

• Prenons l'exemple classique d'une séance de rééducation d'une aphasie (AMO 15,3) effectuée en plaine en métropole :

• Si elle est effectuée au cabinet :
1 AMO 15,3 = 15,3 x 2,40 € = 36,72 €

• Si elle est effectuée à domicile mais entre 0 et 4 km du cabinet, on ajoute juste l'IFD :
36,72 + 1,52 = 38,24 €

• Si elle est effectuée à 10 km du cabinet, l'orthophoniste a 20 km à faire, auxquels il doit retirer 4 km. Il facture donc 16 IK :
36,72 + 1,52 + 16 x 0,24 = 42,08 €

Comme on le voit, l'IFD et l'IK représentent des montants dérisoires par rapport au temps perdu en marchant ou en conduisant.

Vous trouverez au chapitre IV l'intégralité de la nomenclature des actes d'orthophonie du 24 décembre 2006.

2 Cotisations et protections sociales

Le risque «maladie»

Pour financer son risque Maladie obligatoire, l'orthophoniste doit cotiser à l'URSSAF, l'Union de Recouvrement des cotisations de Sécurité Sociale et d'Allocations Familiales. Il paie 3 cotisations pour cela :

• la Cotisation d'Assurance Maladie, dont le taux est de 9,81 % du revenu tiré de l'activité conventionnée. Mais l'orthophoniste n'en paie que 0,11 %. La CPAM règle 9,70 % à sa place, sauf sur les éventuels dépassements d'honoraires, extrêmement rares en orthophonie.
• la Contribution Sociale Généralisée, CSG, dont le taux est de 7,5 % sur les revenus professionnels + cotisations sociales ; mais dont 5,1% seulement sont déductibles de l'impôt sur le revenu.
• la Contribution au Remboursement de la Dette Sociale, CRDS, dont le taux est de 0,5 % des revenus professionnels + cotisations sociales.

Concrètement, pour passer le CSG et la CRDS en comptabilité, il faut effectuer une «opération diverse» (ni recette, ni dépense, ni virement interne) au 31 décembre, comportant 3 lignes :

• Retirer l'ensemble de la CSG-CRDS du poste comptable « charges sociales obligatoires ». La notification annuelle d'URSSAF indique combien on paie de cotisations pour les allocations familiales, l'assurance maladie, la formation professionnelle et la CSG-CRDS. Imaginons par exemple que M. X ait payé 5 000 euros d'URSSAF, dont 3 200 de CSG-CRDS.
• La partie déductible représente 5,1/8 de la somme retirée. Dans notre exemple, 3 200 x 5,1 / 8 = 2 040 €. Cette somme est à verser dans le poste «CSG déductible».
• La partie non déductible représente 2,9/8 de la somme retirée. Dans l'exemple, 3 200 x 2,9 / 8 = 1 160 €. Cette somme est à passer en prélèvement personnel ; elle est définitivement perdue, comme l'impôt sur le revenu.

Il est aussi possible de passer les deux parties de la CSG-CRDS (3 200 € dans notre exemple) dans le poste «CSG déductible» puis d'entrer la partie non déductible (1 160 € dans l'exemple) dans «Divers à réintégrer». Les deux méthodes sont équivalentes.
Ceux qui perçoivent des revenus patrimoniaux (ex : des loyers) paient une CSG-CRDS supplémentaire, le 15 novembre de chaque année. Le fisc leur envoie un avis spécifique.

La couverture sociale des orthophonistes est de bonne qualité, en ce qui concerne les soins médicaux. Grâce au conventionnement, ils bénéficient de la couverture maladie des salariés, avec même un avantage : comme tous les travailleurs indépendants, ils peuvent déduire de leur revenu imposable les cotisations qu'ils versent aux complémentaires santé, dans le cadre de la loi Madelin. Il faut juste s'assurer que leur contrat entre dans le cadre de cette loi.

Les arrêts de travail, l'invalidité et le décès

Dans le cas des paramédicaux libéraux, ce domaine n'est pas géré par la sécurité sociale, mais par la Caisse Autonome de Retraite et de Prévoyance des Infirmiers, Masseurs Kinésithérapeutes, pédicures podologues, Orthophonistes et orthoptistes (CARPIMKO). En 2010, la cotisation, indépendante des revenus, se monte à 654 €. Elle augmente tous les ans, indépendamment des tarifs des professionnels. Cela donne droit aux prestations suivantes :

- **Incapacité temporaire de travail** : de 0 à 90 jours d'incapacité de travail, l'orthophoniste ne touche rien. De 91 à 365 jours, l'allocation journalière est en 2010 de 45,43 €, majorée de 8,26 € pour conjoint, enfants à charge ou « infirmes ». La majoration est de 16,52 € pour tierce personne à charge.

- **Invalidité partielle temporaire** : à partir du 366ème jour d'incapacité supérieure ou égale à 66%, la rente d'invalidité partielle est de 1 548,75 € par trimestre, sans majoration possible.

- **Invalidité totale temporaire** : à partir du 366ème jour d'incapacité totale professionnelle, la rente d'invalidité totale est de 3 097,50 € par trimestre. Elle est majorée de 1 548,75 € pour conjoint ou tierce personne, enfants ou descendants à charge ou infirmes.

- **Décès** : la CARPIMKO verse une rente et un capital. La rente trimestrielle de survie est de 2 065 € pour le conjoint. La rente annelle d'éducation des enfants est fixée à 1 548,75 €. Le capital décès est de 8 260 € pour le conjoint, mais de 12 390 € s'il lui reste des enfants à charge. Ce capital n'est que de 4 130 € pour une personne autre que le conjoint.

La faiblesse de ces montants est à mettre en rapport avec la cotisation, très supportable. Celui qui souhaite mieux se protéger se tournera vers les assurances volontaires, déductibles de l'impôt sur le revenu grâce à la loi Madelin.

La maternité

Les orthophonistes conventionnées peuvent percevoir deux prestations de leur CPAM : l'allocation forfaitaire de repos maternel et une indemnité journalière forfaitaire.

• **L'allocation forfaitaire** de repos maternel est destinée à compenser partiellement la diminution de l'activité professionnelle. L'orthophoniste peut la percevoir même si elle ne cesse pas son activité libérale. Son montant est égal au plafond mensuel de la Sécurité sociale (2 885 € en 2010). Elle est versée en deux temps : à la fin du septième mois de grossesse et après l'accouchement.

• **L'indemnité forfaitaire journalière** est versée uniquement si l'orthophoniste cesse toute activité rémunérée pendant au moins 8 semaines, dont 2 avant l'accouchement. Son montant journalier est égal à 1/60ème du plafond de la sécurité sociale (48,08 € en 2010). Elle est versée tout au long du congé de maternité. Sa durée maximale varie en fonction du nombre d'enfants déjà à la charge de l'orthophoniste et du nombre d'enfants qu'elle attend. Elle est de 16 semaines maxi si elle attend son premier ou son second enfant. La durée du congé prénatal non prise n'est pas reportable sur le congé postnatal.

Au total, dans la plupart des cas, l'orthophoniste perçoit en 16 semaines 2 885 € + 16 x 7 x 48,08 € = 8 269,96 €. Avec cette somme, beaucoup de praticiennes ne peuvent même pas payer leurs charges et leurs remboursements de crédits. A moins qu'elles parviennent à trouver un hypothétique remplaçant ...

Les allocations familiales

Concernant les allocations familiales, les orthophonistes reçoivent les mêmes prestations que tous les autres Français. Certaines sont versées sous condition de revenu, d'autres sans. La branche « famille » de la Sécurité sociale intervient dans 4 domaines :

• l'accompagnement des familles dans leur vie quotidienne ;
• l'accueil du jeune enfant ;
• l'aide au logement ;
• la lutte contre la précarité et le handicap.

L'ensemble de ces dépenses a représenté 68,5 milliards d'euros en 2008 (source : www.cnaf.fr). Les différentes prestations sont consultables sur le site Internet www.caf.fr

Les orthophonistes cotisent à l'URSSAF pour les Allocations familiales. Le montant est de 5,4% du bénéfice de l'avant-dernière année. La CPAM ne contribue pas à cet effort, alors qu'elle le fait de manière très importante envers les médecins.

Les cotisations URSSAF des débutants

Les orthophonistes libéraux paient en tout 5 cotisations à l'URSSAF (nous venons d'en décrire 4) :

- la contribution sociale généralisée (CSG) : 7,5 % du revenu
- la contribution au remboursement de la dette sociale (CRDS) : 0,5% du revenu
- la cotisation d'assurance maladie : 0,11% du revenu à la charge de l'orthophoniste et 9,7% payés par la sécurité sociale (un avantage social non négligeable)
- les allocations familiales : 5,4% du revenu
- la contribution à la formation professionnelle (CFP), la seule qui soit forfaitaire : 52 € en 2010. Voir la partie II-5.

Le calcul habituel, applicable à partir de la troisième année, consiste à calculer la cotisation de l'année en cours en deux temps :

- En début d'année, à titre provisionnel, sur la base du bénéfice de l'avant dernière année. Par exemple, en 2010, la cotisation provisionnelle est basée sur le bénéfice 2008.
- Quand l'URSSAF connaît le revenu de la dernière année (revenu 2009 pour la cotisation 2010), elle pratique une régularisation, qui sera appliquée sur les montants à payer à la fin de l'année.

Mais pour ceux qui débutent leur activité, l'URSSAF ne dispose d'aucun moyen de savoir combien ils gagnent. Elle ne peut pas non plus décider de ne rien prélever avant la fin de la deuxième année : deux ans d'URSSAF d'un coup, cela poserait d'énormes problèmes de trésorerie. La solution est dans une évaluation forfaitaire du revenu. Voici les chiffres de 2010, fournis à titre indicatif, puisqu'ils augmentent chaque année. Mais ils donnent un ordre de grandeur.

Pour la première année d'activité, le revenu forfaitaire qui sert de base aux cotisations est en 2010 de 7 006 € pour les allocations familiales, la CSG et la CRDS ; et 11 540 € pour l'assurance maladie (source : www.urssaf.fr). Donc le praticien paie pour sa première année :

- CSG : 7 006 x 7,5 % = 525 €
- CRDS : 7 006 x 0,5 % = 35 €
- Assurance maladie : 11 540 x 0,11 % = 13 €
- CFP : 52 € payés d'un coup en février.
- Allocations familiales : 7 006 x 5,4 % = 378 €
- Soit un total de 1 003 €.

Pour la deuxième année d'activité, le revenu forfaitaire qui sert de base aux cotisations est de 10 202 € pour les allocations familiales, la CSG et la CRDS ; 17 310 € pour l'assurance maladie. Donc le praticien paie pour sa première année :

- CSG : 10 202 x 7,5 % = 765 €
- CRDS : 10 202 x 0,5 % = 51 €
- Assurance maladie : 17 310 x 0,11 % = 19 €
- allocations familiales : 10 202 x 5,4 % = 551 €
- CFP : 52 €
- Soit un total de 1 438 €. Il faut y ajouter un zeste de CSG-CRDS sur les charges sociales (y compris la CARPIMKO) de l'année n°1 : on paie de la CSG et de la CRDS sur les charges sociales qu'on a déjà payées.

Il est évident que l'URSSAF estime les revenus des débutants à des montants très bas (7 006 à 17 310 €). C'est très appréciable au départ : cela donne une facilité de trésorerie, grâce à deux ans de cotisations très basses. Mais lorsque l'URSSAF connaît le revenu réel durant la troisième année d'exercice, gare au rattrapage ! C'est d'autant plus dangereux que le régime de base de la CARPIMKO procède de la même manière (voir II-3). Il ne faut surtout pas vivre comme une cigale durant les deux premières années, surtout si on connaît un début d'activité fulgurant.

3 La retraite

La retraite obligatoire des orthophonistes est gérée par la CARPIMKO, comme l'assurance invalidité-décès (voir II-2). Voici quelques données intéressantes sur cette caisse, communiquées par elle-même en octobre 2009 :

Nombre de cotisants au 31/12/08 : 146 446, dont 9,7% d'orthophonistes.
Nombre de retraités à la même date : 32 553, dont seulement 4,4% d'orthophonistes ou de conjoints d'orthophonistes décédés. Cette profession jeune cotise dont deux fois plus que ce qu'elle reçoit.
Il y a un retraité pour 4,5 cotisants, ce qui reste une situation assez enviable par rapport à d'autres régimes de retraite français.
Lors de la liquidation de leurs droits, les orthophonistes ont en moyenne cotisé 19,5 ans. Cela représente à peine la moitié d'une carrière !
Près de 70% des liquidations sont effectuées avant l'âge de 65 ans.
En 2008, la CARPIMKO a versé 282,1 millions d'euros de pensions de retraite, pour des cotisations s'élevant à 555,4 millions d'euros. Elle encaisse donc actuellement le double de ce qu'elle reverse.
Au 31/12/08, son patrimoine s'élevait à 1,4 milliard d'euros, essentiellement placé en obligations (76%), avec un zeste d'actions (14%).
Ses frais administratifs furent de 13 millions d'euros pour l'année 2008.

Le système de retraite des orthophonistes est divisé en 3 régimes, tous obligatoires :
le régime de base, le régime complémentaire et le régime des praticiens conventionnés, aussi appelé Avantage Social Vieillesse. **Il y a donc 3 cotisations de retraite et 3 pensions à la sortie.**

Le régime de base de la CARPIMKO

La cotisation est proportionnelle au revenu depuis quelques années. Elle est calculée sur deux tranches. Pour 2010, les revenus entre 0 et 29 427 € sont taxés à 8,6%, donnant droit à 450 points de retraite au maximum. Les revenus entre 29 427 et 173 100 € sont taxés à 1,6%, donnant droit à 100 points maximum. Le point de ce régime vaut 0,532 € au 1/04/2010.

• Exemple concret :

Si le bénéfice de l'avant-dernière année est de 50 000 €, l'orthophoniste cotisera :
29 427 x 8,6% + (50 000 - 29 427) x 1,6% = 2 860 €.
Cela lui donnera :
450 + 100 x (50 000 - 29 427) / (173 100 - 29 427) = 464 points de retraite pour l'année.
S'il engrange 464 points pendant 40 ans (mais 50 000 € de bénéfice durant 40 ans s'avèrent très peu probables en orthophonie), le régime de base lui versera donc 464 x 40 x 0,532 € = 9 874 € par an, soit 823 € par mois. En remplaçant 50 000 par votre bénéfice habituel, vous verrez où vous mènent vos cotisations à l'heure actuelle.

Pour obtenir la retraite du régime de base au taux plein (nombre de points acquis multiplié par la valeur du point), il faut avoir 65 ans ou avoir cotisé 160 trimestres. Si le praticien veut partir entre 60 et 65 ans sans avoir cotisé 160 trimestres, la CARPIMKO lui retire 1,25 % par trimestre manquant, dans la limite de 20 trimestres (25 % maximum perdus sur la pension versée).

Le site www.carpimko.fr fournit des estimations de la retraite future. Mais ces calculs n'ont qu'une valeur toute relative : ils projettent la situation actuelle sur l'année du départ en retraite. Or, la CARPIMKO ne cesse d'accumuler les réformes qui dégradent son rendement. Elle a touché à tous ses régimes, durant les dernières années.

Le régime complémentaire de la CARPIMKO

Il y a ici une cotisation forfaitaire (1 104 € en 2010) qui donne 8 points de retraite, ainsi qu'une cotisation proportionnelle (3 % des revenus compris entre 25 246 et 126 446 € en 2010) qui donne 22 points maximum. Si le bénéfice est inférieur à 25 246 €, seule la cotisation forfaitaire est due. Le point de ce régime vaut 18,08 € en 2010 (source : CARPIMKO).

• Exemple de calcul :

Si le bénéfice de l'avant-dernière année est de 50 000 €, l'orthophoniste cotisera :
1 104 + (50 000 - 25 246) x 3% = 1 847 €
Cela lui donnera :
8 + 22 x (50 000 - 25 246) / (126 446 - 25 246) = 13 points de retraite complémentaire pour l'année.

S'il engrange 13 points pendant 40 ans, le régime complémentaire lui versera donc 13 x 40 x 18,08 € = 9 402 € par an, soit 784 € par mois.

Il faut noter que tous les ans, la CARPIMKO relève ses tranches du régime de base et du régime complémentaire, que l'AMO soit augmenté au pas. A revenu égal, les paramédicaux engrangent donc de moins en moins de points de retraite.

Le régime des praticiens conventionnés ou ASV

Ce régime est le dernier à avoir été remanié. Son rendement a été subitement divisé par six (!) à la fin de l'année 2008.

La cotisation forfaitaire s'élève à 500 € en 2010, dont 167 à la charge du cotisant et 333 à la charge de la sécurité sociale. En 2011, ce sera 540 €, dont 180 à la charge du cotisant. Puis les montants seront revalorisés selon l'inflation. Entre 2008 et 2011, cette cotisation aura plus que doublé. Une année de cotisation forfaitaire donne 24,5 parts. La part vaut 1,20 € en 2010.

La réforme a aussi instauré une cotisation proportionnelle aux revenus. A partir de 2011, elle sera de 0,4% du bénéfice, dont la moitié à la charge de la sécurité sociale. Cette nouvelle cotisation attribuera aussi des parts.

• Exemple de calcul :

Si le bénéfice de l'avant-dernière année est de 50 000 €, l'orthophoniste cotisera en 2011 :
180 + 50 000 x 0,2% = 280 €
Cela lui donnera :
24,5 + (50 000 x 24,5 x 0,004 / 540) = 34 parts au régime des praticiens conventionnés

S'il engrange 34 parts pendant 40 ans, ce troisième régime de retraite lui versera 34 x 40 x 1,20 € = 1632 € par an, soit 136 € par mois. Ce régime est devenu négligeable, à côté des deux autres.

Pour clore cette étude des 3 régimes et voir quelle retraite propose la CARPIMKO à l'heure actuelle, additionnons les résultats de nos exemples :

Régime de base : 823 € par mois
Régime complémentaire : 784 €
Régime des praticiens conventionnés : 136 €
Total : 1 743 €

Dans les conditions actuelles, notre orthophoniste qui gagne 50 000 € par an va donc passer brutalement de 4 167 € à 1 743 € par mois. Moins de la moitié... Plusieurs données incitent à penser que sa situation réelle sera même pire :

- La durée de cotisation risque fort d'être allongée à 42 ans, voire plus, pour obtenir le droit à une retraite à taux plein.
- De nombreuses femmes interrompent leur carrière ou ralentissent fortement leur activité pour des raisons familiales. Elles diminuent donc leur nombre de points acquis.
- Beaucoup de cotisants souhaitent partir à 60 ans, 62 maximum, alors qu'ils ont commencé à exercer entre 23 et 25 ans. La CARPIMKO leur imposera donc des pénalités. Elle ne pénalise pas ceux qui partent à 60 ans en ayant cotisé 40 ans. Or, les études d'orthophonie durent 4 ans. Il faut donc avoir obtenu le baccalauréat à 16 ans pour avoir une retraite à taux plein à 60 ans. Si la durée exigée passe à 42 ans, il faudra avoir eu le bac à 14 ans ! La CARPIMKO aime les surdoués...
- Avoir une carrière entière à 50 000 € de bénéfice est une situation peu fréquente dans ce métier, comme nous le verrons plus loin.
- La réforme du régime général des retraites de 2010 finira tôt ou tard par avoir des répercussions sur les régimes spéciaux.

A moins d'accepter de réduire très brutalement son train de vie, on ne peut donc guère compter sur la CARPIMKO pour la retraite. Les praticiens libéraux qui ont un conjoint salarié peuvent bien sûr penser que la pension de leur époux(se) compensera en partie la chute massive de leur propre revenu. Mais le régime général des retraites ne va pas en s'améliorant, lui non plus. Même chose pour celui des cadres. D'autre part, le nombre de mariages se terminant par un divorce devrait inciter chaque conjoint à prévoir lui-même ses vieux jours : l'insouciance est la mère des grandes catastrophes.

Une comparaison affligeante

Reprenons notre exemple d'un auxiliaire médical gagnant 50 000 euros. En 1990, il aurait payé en tout 15 888 francs, soit 3 350 euros actuels, inflation comprise (source : INSEE). Au lieu de cela, voici ce qu'il paie :

Régime invalidité-décès : 654 €
Régime de retraite de base : 2 860 €
Régime de retraite complémentaire : 1 847 €
Régime des praticiens conventionnés : 280 €
Total : 5 641 €

En 20 ans, la CARPIMKO a donc pu augmenter sa cotisation de 68 %, en euros constants, tout en abaissant les droits à la retraite. Cette dérive n'a aucune raison de s'interrompre. Tous les ans, avec ou sans réforme, les cotisations augmentent, indépendamment de l'AMO. La CARPIMKO elle-même n'y peut pas grand chose. Par exemple, c'est l'Etat qui fixera à l'avenir par décret les cotisations et les prestations du régime des praticiens conventionnés. La CARPIMKO affirme elle-même dans son bulletin de mars 2007 qu'elle n'apportera qu'un « appui technique ». D'autre part, ses cotisations étant obligatoires, elle ne court aucun risque de voir ses adhérents partir à la concurrence.

Les droits du conjoint survivant

Si l'orthophoniste décède, son conjoint pourra prétendre à une partie de sa retraite. En cas de divorce, la pension de réversion est partagée entre le conjoint survivant et les ex-conjoints, en fonction de la durée de chaque mariage.

- **Régime de base** : à partir de 55 ans, le conjoint survivant touchera 54% de la retraite de l'orthophoniste. Il existe des majorations pour les revenus les plus faibles. Il existe aussi un plafond de revenus annuels, au-dessus duquel le conjoint ne touche rien de la CARPIMKO : 18 428,80 € pour un célibataire, 29 486,08 € pour un couple (montants de 2010).

- **Régime complémentaire** : à partir de 65 ans, le conjoint survivant touchera 60% de la retraite de l'orthophoniste.

- **Régime des praticiens conventionnés** : à partir de 65 ans, le conjoint survivant touchera 50% de la retraite de l'orthophoniste.

Il existe quelques dérogations pour prétendre aux trois régimes avant 65 ans. Elles sont consultables sur www.carpimko.fr.

L'impôt sur le revenu

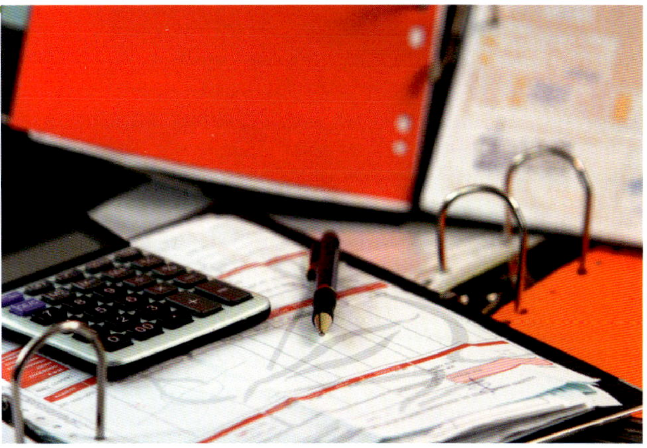

Dans la partie précédente, nous avons examiné les charges sociales des orthophonistes libéraux, qui n'ont rien à voir avec celles des salariés. En ce qui concerne les impôts, il existe aussi une différence. Celui qui exerce en libéral doit tenir une comptabilité (cf partie V-4) et peut être amené à remplir plusieurs déclarations fiscales. Voici les déclarations les plus courantes à communiquer au fisc :

• A tout seigneur, tout honneur : commençons par **la 2042 et sa complémentaire 2042 CK**. C'est la déclaration de tout un chacun. C'est aussi celle qui recueille les informations provenant des autres imprimés, sauf s'ils concernent l'impôt sur les sociétés. On y note sa situation familiale, les revenus professionnels et du capital (ex : dividendes d'actions, loyers), puis les charges personnelles ouvrant droit à déduction, réduction ou crédit d'impôt (ex : pose de fenêtres isolantes, adhésion à un parti politique).

• **L'imprimé 2035**, déclaration des bénéfices non commerciaux, est le fruit de la comptabilité professionnelle (voir chapitre 5). Il faut y noter les honoraires, les rétrocessions et les charges professionnelles. Cela détermine un bénéfice, qu'il faut reporter en case QC de la 2042 complémentaire. Ce chiffre, qui est le revenu professionnel réel de l'orthophoniste (contrairement aux recettes encaissées), servira aussi aux déclarations URSSAF et CARPIMKO.

• **L'imprimé 2079-FSE-SD** permet de bénéficier d'un crédit d'impôt pour « Formation du chef d'entreprise ». On y inscrit le nombre d'heures de formation de l'année précédente (plafonné à 40) et on le multiplie par le taux horaire du SMIC : 8,86 € au 1er janvier 2010.

• **La déclaration DAS-2** sert à déclarer les sommes versées au titre des rétrocessions, des gratifications et des honoraires. Il faut l'adresser au plus tard le 30 avril au centre départemental d'assiette, et non au centre des impôts habituels. Seules les sommes dépassant 600 € sont à déclarer. Cet imprimé concerne donc en priorité les honoraires rétrocédés par les remplaçants et les collaborateurs, ou par les titulaires.

• Les associés qui montent une **Société Civile de Moyens**, pour partager les frais, ont une déclaration 2036 à remplir. Le détail des frais, répartis en fonction du nombre de parts de chacun, est à reporter directement dans la comptabilité des associés.

• Un propriétaire loueur (par exemple le propriétaire du cabinet qu'il loue à la SCM) doit remplir une **déclaration 2044**, sauf s'il opte pour le régime micro-foncier. Elle fonctionne comme la 2035 : on y note les loyers et les dépenses liées au bien loué. Cela donne un bénéfice ou un déficit foncier, à reporter dans la 2042. Le bénéfice n'est pas plafonné, mais le déficit ne peut dépasser 10 700 € par an. Tout ce qui dépasse est à reporter sur les années à venir.

• Une Société Civile Immobilière soumise à l'impôt sur le revenu (par exemple pour ceux qui achètent leur cabinet à plusieurs) doit remplir une déclaration 2072 qui lui sert à définir son bénéfice ou son déficit foncier. Le montant sera à reporter dans les 2044 de chaque associé, au prorata de son nombre de parts dans la SCI. Attention, en SCI, le régime micro-foncier est interdit. Donc la 2044 est obligatoire pour les associés.

• Si la SCI a opté pour l'impôt sur les sociétés, elle va établir une déclaration 2065. C'est d'ailleurs obligatoire pour les SCI qui proposent un bien meublé. Mais le bénéfice ou le déficit généré n'est pas à reporter dans la 2042 : une SCI à l'IS est étanche. Elle ne peut pas augmenter ni baisser l'impôt sur le revenu de ses associés. Elle paie ses impôts toute seule. Les associés n'auront accès à ses bénéfices éventuels qu'en lui demandant de leur en distribuer une partie, le jour où elle en aura (l'amortissement du bien permet d'afficher un déficit pendant des années).

• Enfin, si vous louez un bien meublé hors SCI et encaissez moins de 32 100 € de loyers (plafond de 2010), vous pouvez opter pour le régime Micro-BIC et reporter seulement vos recettes dans la 2042, comme pour le Micro-BNC et le Micro-Foncier. L'Etat pratiquera un abattement forfaitaire de 50 %. Mais vous pouvez aussi préférer remplir une déclaration BIC 2031 qui vous permettra d'amortir le bien, de déduire les frais réels et parfois de récupérer la TVA.

Dans bien des cas, les orthophonistes n'ont qu'une 2035 et une 2042 à établir. Ils doivent rendre la première début mai et la seconde fin mai, voire courant juin s'ils déclarent par Internet. Deux mois, plus tard, le fisc envoie un avis d'imposition calculé sur la base de la 2042. Les personnes non mensualisées auront déjà versé des acomptes le 15 février et le 15 mai. Elles verseront le solde le 15 septembre. Les contribuables mensualisés, eux, voient le solde étalé sur les 2 ou 3 derniers mois de l'année, en fonction de l'importance de la somme.

Pour les faibles revenus : le régime Micro-BNC

Plusieurs situations peuvent amener à une recette assez modeste. Citons par exemple :

• le début de carrière
• un congé maternité
• un congé sabbatique
• réduction d'activité pour s'occuper de ses enfants

Si votre recette est restée inférieure à 32 100 € (plafond de 2010) l'an dernier, vous pouvez prétendre à bénéficier du régime fiscal «Micro-BNC». Pour mémoire, BNC signifie «bénéfices non commerciaux». Ces 32 100 € sont à examiner au prorata temporis : cela fait par exemple 16 050 € si vous avez travaillé 6 mois.

Le principe des régimes Micro peut s'appliquer aux recettes, mais aussi aux revenus fonciers (ex : location d'un appartement non meublé) et aux revenus commerciaux (ex : location d'un appartement meublé). Le principe est toujours le même : un régime Micro évite de remplir une déclaration détaillée, notifiant les recettes et les dépenses et dégageant un bénéfice ou un déficit que l'on reporte sur la déclaration 2042. Au lieu de cela, on note directement la recette dans la 2042 et le fisc pratique un abattement forfaitaire, pour évaluer le bénéfice imposable.

Dans le cas du Micro-BNC, il n'y a donc pas lieu de remplir la déclaration 2035, ce qui simplifie bien les choses. La comptabilité est dite « super simplifiée », avec juste les obligations suivantes :

• Tenue d'un registre des achats.
• Tenue d'un livre-journal des recettes (mais pas obligatoirement des dépenses).
• Conservation des pièces administratives correspondantes.

Il suffit ensuite d'inscrire le montant des recettes dans la case HQ de la déclaration 2042C. L'Etat estime les charges à 34 % et pratique un abattement correspondant. Celui qui opte pour ce régime sera donc imposé sur 66 % de ses recettes, avec un minimum de 305 €.

• Exemple :

- Total de la recette 2010 = 25 000 €
- Montant noté en case HQ de la 2042C : 25 000
- Bénéfice retenu par le fisc pour calculer l'impôt et à reporter sur la case HY : 25 000 x 0,66 = 16 500 €.

Bien entendu, le montant de l'impôt dépend ensuite de la situation familiale et des autres revenus des membres du foyer.

Autre point intéressant : en Micro-BNC, l'adhésion à une association de gestion agréée ne présente aucun intérêt fiscal, alors que ceux qui remplissent une 2035 sans adhérer à une AGA voient le fisc infliger une pénalité de 25 % à leur bénéfice, gonflant artificiellement leur impôt. Mais une adhésion volontaire peut être vue par le fisc comme un gage de transparence de la part du contribuable.

Attention, l'utilisation du régime Micro-BNC n'est absolument pas une obligation : même en ayant moins de 32 100 € de recette, on peut décider de remplir une 2035 et donc de tenir une comptabilité des recettes et des dépenses. C'est particulièrement judicieux si les charges dépassent 34%. C'est d'ailleurs souvent le cas quand on travaille peu, à cause des charges fixes comme les loyers et les divers abonnements. Donc il y a un calcul à faire pour décider entre BNC (avec 2035 et comptabilité) et Micro-BNC.

Enfin, si vous avez droit au Micro-BNC mais que vous décidez malgré tout de remplir une **2035** et d'adhérer à une **AGA**, l'Etat vous remboursera votre adhésion à l'AGA et les honoraires de votre comptable éventuel, dans la limite de 915 €. Cela prouve qu'il attache de l'importance au fait que les comptes soient surveillés. Mais cet avantage est réservé à ceux qui paient des impôts : **c'est une réduction et non un crédit d'impôt.**

La contribution économique territoriale (CET)

La CET remplace la défunte taxe professionnelle, qui constituait une originalité dans le paysage fiscal des libéraux : c'était la seule taxe assise (en grande partie) sur la recette et non le bénéfice.

Dans le projet de loi de finances pour 2010, il était prévu de ne pas changer grand chose pour les professionnels libéraux, en basant la CET sur deux piliers :

- Une cotisation foncière, calculée à partir de la valeur locative du cabinet.
- 5,5% de la recette, au lieu des 6% de l'ancienne taxe professionnelle.

Les professions libérales étaient donc les grandes perdantes de la réforme prévue, puisqu'elles ne voyaient quasiment rien changer. Mais le Conseil Constitutionnel a jugé qu'il y avait inégalité devant l'impôt entre les professions libérales et les PME employant plus de 5 salariés mais réalisant moins de 500 000 € de chiffre d'affaire. En effet, ces dernières ne paient plus que la cotisation foncière, donc aucune CET sur le chiffre d'affaire.

A l'heure où nous écrivons ces lignes, la CET des libéraux est donc alignée sur celle de ces PME, pour 2010. Des négociations auront lieu pour 2011, visant à réintroduire une cotisation assise sur le chiffre d'affaire. Mais quelle que soit la base imposable, les collectivités locales pourront se rattraper en augmentant leurs taux de taxation.

Un point utile à rappeler : la CET est intégralement déductible du revenu imposable. Une ligne est prévue à cet effet dans la déclaration 2035.

La taxe foncière

La taxe foncière est le second impôt local que les orthophonistes peuvent être conduits à payer. Ce point est évident s'ils sont propriétaires de leur cabinet. Mais s'ils sont locataires, leur bail professionnel peut prévoir qu'ils remboursent la taxe foncière au propriétaire. C'est alors considéré comme une charge locative à inscrire comme telle dans la comptabilité (et non dans la rubrique « autres impôts »). Elle est donc intégralement déductible, comme la CET.

Il est utile de chercher à négocier la non-récupération de la taxe foncière par le propriétaire : en ville, elle peut s'avérer très importante. Il faut bien se renseigner sur son montant avant de signer le bail, parce qu'elle peut varier très fortement d'un immeuble à l'autre. Ajoutons qu'elle devrait continuer à augmenter fortement dans les années qui viennent : les dépenses des collectivités locales vont croissant.

La taxe d'enlèvement des ordures ménagères.

Cette taxe est aussi à la charge du professionnel, qu'il soit propriétaire ou locataire. Comme dans le cas de la taxe foncière, il y a une énorme variation des montants, d'une commune à une autre. Un professionnel qui n'a pas besoin de 4 ramassages par semaine devra tout de même se les offrir.

5 La formation continue

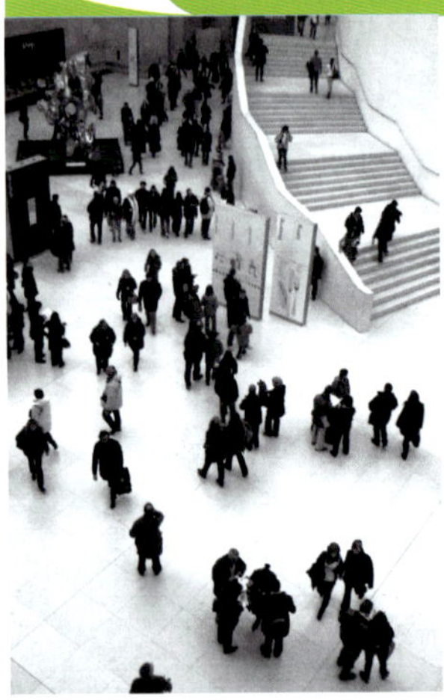

La formation initiale des orthophonistes, théorique et pratique, leur procure un bagage intellectuel non négligeable puisqu'il nécessite quatre années pour être dispensé. Néanmoins, cette profession présente depuis toujours une très forte appétence envers sa formation continue : ses champs de compétences ont été élargis et les bases théoriques évoluent sans cesse, faisant progresser les pratiques en parallèle. Il serait impossible (et contraire à l'éthique et à la déontologie) de passer 40 ans à exercer sans se former. Ce n'est pas une contrainte, c'est une nécessité et généralement un plaisir.

Il existe des organismes formateurs, au premier rang desquels figurent les deux syndicats des orthophonistes : la Fédération Nationale des Orthophoniste (FNO) et la Fédération des Orthophonistes de France (FOF).
Mais il en existe d'autres : citons par exemple le Groupe d'Etude sur la Psychopathologie des Activités Logico-Mathématiques (GEPALM).

Le FIF PL

Comme tous les professionnels libéraux, les orthophonistes cotisent au Fonds Interprofessionnel de Formation des Professionnels Libéraux (FIF PL). Ils paient à cet effet une Contribution à la Formation Professionnelle (CFP), collectée par l'URSSAF. Le montant s'élevait à 51 € en 2010. Elle augmente tous les ans, indépendamment de l'AMO, puisqu'elle est indexée sur le plafond annuel de la Sécurité Sociale.

Le FIF PL se présente comme un « fonds d'assurance formation ». Il a été agréé le 17/03/1993, suite à la loi du 31/12/1991. Chaque année, les organisations syndicales décident des thèmes et des montants qui permettront la prise en charge des formations de chaque profession. On trouve ces critères sur le site www.fifpl.fr

Pour 2010, la prise en charge par professionnel ne peut dépasser 380 € par an : 95 € par jour sur 4 jours maximum. Elle est aussi limitée par le budget global alloué à la profession d'orthophoniste. Le FIF PL précise aussi des nombres d'heures minimaux à respecter : 6 heures sur une journée, ou cycle de 6 heures par modules successifs de 2 heures minimum. Pour une demi-journée, la formation doit durer au moins 4 heures.
Pour obtenir une participation du FIF PL à une formation, il faut lui envoyer un formulaire de demande de prise en charge, au plus tard avant le dernier jour de ladite formation. Cet imprimé est disponible sur le site du fonds. On peut aussi remplir directement sa demande en ligne. Il faut ensuite joindre :

• Un devis de l'organisme formateur, ou une convention de stage
• Le programme détaillé de la formation
• Une copie de l'attestation de versement de la CFP
• Un relevé d'identité bancaire

Le dossier est alors examiné par une commission professionnelle du FIF PL, où siègent les représentants des syndicats. Le fonds envoie ensuite un courrier mentionnant sa décision. En cas d'accord de financement, il attribue un numéro de dossier. A la fin de la formation, il faut lui envoyer une copie de la facture acquittée et une copie de l'attestation de présence, qui doivent toutes deux préciser l'intitulé et les dates de la formation, ainsi que le nom et le prénom de l'orthophoniste.

La formation continue conventionnelle

Outre les formations partiellement ou totalement prises en charge par le FIF PL, il existe des formations gratuites, dans le cadre réglementaire de la Formation Continue Conventionnelle (FCC). Elles rencontrent un franc succès, à tel point que les participants sont souvent tirés au sort. Le contrat de bonne pratique, que l'on ne peut plus souscrire depuis 2010, imposait à ses signataires d'en suivre au moins une par an.

Leur liste se trouve sur le site de l'Association pour la Formation Continue Conventionnelle des Orthophonistes (AFCCO) : www.afcco.net. A l'heure actuelle, elles ne traitent que du bilan orthophonique, sous toutes ses formes.

Leur coût est pris en charge par la Sécurité Sociale. Elles peuvent même donner lieu à l'attribution d'une indemnité quotidienne pour perte de ressources, payée par la CPAM, si les sept conditions suivantes s'avèrent remplies :

• L'orthophoniste est conventionné avec la Sécurité Sociale (c'est le cas de quasiment tous les orthophonistes).
• La formation bénéficie de l'agrément conventionnel.
• La formation dure au moins 2 jours ouvrables consécutifs.
• L'orthophoniste a assisté à la formation entière.
• Il n'a pas travaillé et ne s'est pas fait remplacer pendant la formation.
• La CPAM a reçu son attestation de présence, visée par l'AFCCO.
• Il n'a pas encore atteint le plafond annuel de 6 indemnités.

Depuis le 27 décembre 2007, l'indemnité de perte de ressource se chiffre à 216 € par jour, ce qui représente 7 séances de rééducation de retard de parole ou de langage. Cette somme est imposable et soumise aux cotisations sociales.

Le DPC

Les choses évoluent rapidement en ce qui concerne la formation continue, avec la création du Haut conseil des professions paramédicales et la mise en place du Développement Professionnel Continu (DPC), dans le cadre de la loi HPST. La gestion et le financement de la formation continue devraient être profondément remaniés, échappant en partie aux syndicats qui ont beaucoup œuvré dans ce domaine.

3.

Je me lance en libéral, quelles démarches ?

1 ACCRE et NACRE

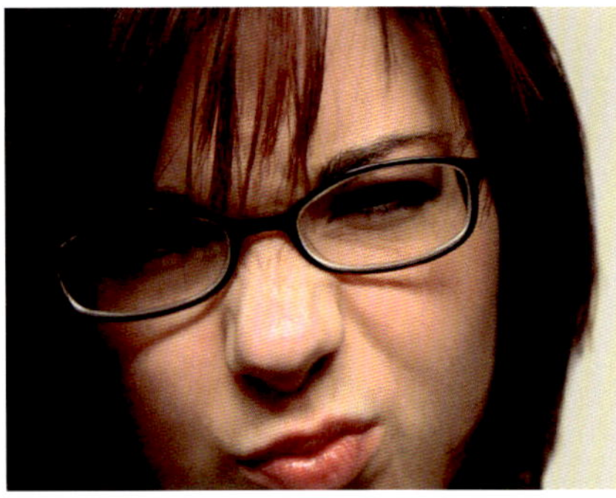

L'ACCRE (Aide aux Chômeurs Créateurs ou Repreneurs d'Entreprise) s'adresse aux demandeurs d'emploi, indemnisés ou non, mais aussi aux jeunes de moins de 26 ans, aux personnes de plus de 50 ans et à tous les titulaires des minima sociaux. La plupart des jeunes orthophonistes diplômés est donc concernée. Des avantages sont alors octroyés :

• une exonération de cotisations sociales (allocations familiales, assurance maladie et CARPIMKO) pendant un an, portant sur les revenus qui ne dépassent pas 120 % du SMIC, soit 19 350 € en 2010

• pour les chômeurs : une aide de Pôle Emploi consistant en la moitié des droits d'allocation chômage restants

La demande doit être formulée auprès de l'URSSAF dont on dépend lors de son installation.

Depuis 2009, le dispositif NACRE (Nouveau dispositif d'Aide à la Création et à la Reprise d'Entreprise) est venu s'adjoindre à l'ACCRE. Il y ajoute :

• une assistance technique au montage du projet, avec l'aide d'un conseiller
• un appui pour le financement, avec un accompagnement dans les démarches auprès des banques et éventuellement un prêt à taux zéro couplé à un prêt bancaire.
• un accompagnement durant les trois premières années d'exercice.

Pour bénéficier du dispositif NACRE, il faut contacter l'un des opérateurs d'accompagnement de sa région et qu'il accepte le projet. La liste des opérateurs se trouve ici :

http://www.entreprises.gouv.fr/nacre/contacts-nacre.html

2 Administrations

a) Il faut enregistrer son diplôme pour tous les modes d'exercice auprès de la DDASS, dans le département du lieu d'exercice. C'est cet enregistrement qui donne légalement le droit d'exercer en tant qu'orthophoniste.

b) Les professionnels libéraux qui exercent sous le régime conventionnel (régime organisant les relations entre les professionnels de santé) doivent ensuite s'enregistrer à la CPAM de leur lieu d'exercice. Cette démarche leur permettra d'obtenir des feuilles de soins papier préidentifiées, d'obtenir leur carte de professionnel de santé (CPS) permettant de télétransmettre les feuilles de soins électroniques (FSE) et d'être enregistrés auprès de l'URSSAF.

La CPAM permet d'avoir un numéro ADELI (Automatisation Des LIStes, système d'information national sur les professionnels relevant du code de la santé publique)et l'URSSAF permet d'obtenir un numéro SIRET (qui est un identifiant d'établissement numérique de 14 chiffres articulé en deux parties : le numéro SIREN ou personne juridique de l'entreprise et le NIC ou numéro interne de classement).

c) Il faut s'affilier à la CARPIMKO, même si l'on est remplaçant, en adressant dans un délai d'un mois la déclaration imprimable via leur site et la photocopie du diplôme. L'affiliation prend effet le premier jour du trimestre civil suivant.

d) Si l'on tient un fichier informatisé recensant les patients, il est impératif de remplir une déclaration à la CNIL (Commission Nationale de l'Informatique et des Libertés), aux termes de la loi du 6/01/1978. Les logiciels de gestion de cabinet et de télétransmission entrent dans cette catégorie. Le modèle de déclaration qui concerne les orthophonistes est la « norme simplifiée n°50 ».

3 PUBLICITÉ ?

N'exerçant pas une activité commerciale, notre installation est règlementée sur le plan de la publicité.
Sont donc interdits « tous procédés directs ou indirects de publicité et notamment tout aménagement ou signalisation donnant aux locaux une apparence commerciale » (code de déontologie médicale, article 19).
En ce qui concerne les informations sur les feuilles de soins, dans les annuaires, sur la plaque professionnelle ainsi que l'annonce autorisée lors de l'installation, il faut se référer au code de déontologie médicale (articles 79 à 82 ci-dessous) :

Article 79
Les seules indications qu'un médecin est autorisé à mentionner sur ses feuilles d'ordonnances sont :
1° Ses nom, prénoms, adresse professionnelle, numéros de téléphone et de télécopie, jours et heures de consultation ;
2° Si le médecin exerce en association ou en société, les noms des médecins associés ;
3° Sa situation vis-à-vis des organismes d'assurance maladie ;
4° La qualification qui lui aura été reconnue conformément au règlement de qualification établi par l'ordre et approuvé par le ministre chargé de la santé ;
5° Ses diplômes, titres et fonctions lorsqu'ils ont été reconnus par le Conseil national de l'ordre ;
6° La mention de l'adhésion à une société agréée prévue à l'article 64 de la loi de finances pour 1977 ;
7° Ses distinctions honorifiques reconnues par la République française.

Article 80
Les seules indications qu'un médecin est autorisé à faire figurer dans les annuaires à usage du public, quel qu'en soit le support, sont :
1° Ses nom, prénoms, adresse professionnelle, numéros de téléphone et de télécopie, jours et heures de consultation ;
2° Sa situation vis-à-vis des organismes d'assurance maladie ;
3° La qualification qui lui aura été reconnue conformément au règlement de qualification, les diplômes d'études spécialisées complémentaires et les capacités dont il est titulaire.

Article 81
Les seules indications qu'un médecin est autorisé à faire figurer sur une plaque à son lieu d'exercice sont ses nom, prénoms, numéro de téléphone, jours et heures de consultations, situation vis-à-vis des organismes d'assurance maladie, diplômes, titres et qualifications reconnus conformément aux 4 et 5 de l'article 79.

Une plaque peut être apposée à l'entrée de l'immeuble et une autre à la porte du cabinet ; lorsque la disposition des lieux l'impose, une signalisation intermédiaire peut être prévue.
Ces indications doivent être présentées avec discrétion, conformément aux usages de la profession.
Lorsque le médecin n'est pas titulaire d'un diplôme, certificat ou titre mentionné au 1° de l'article L. 356-2 du code de la santé publique, il est tenu, dans tous les cas où il fait état de son titre ou de sa qualité de médecin, de faire figurer le lieu et l'établissement universitaire où il a obtenu le diplôme, titre ou certificat lui permettant d'exercer la médecine.

Article 82
Lors de son installation ou d'une modification de son exercice, le médecin peut faire paraître dans la presse une annonce sans caractère publicitaire dont le texte et les modalités de publication doivent être préalablement communiqués au conseil départemental de l'ordre.

En tant que paramédicaux, nous avons le droit de nous présenter aux professionnels de santé, ce qui présente l'avantage de mettre un visage sur un nom, judicieux notamment dans les zones saturées en orthophonistes.

• Cas délicat de l'intervention orthophonique en partenariat avec l'éducation nationale.

La loi sur le handicap du 11 février 2005 prévoit que les orthophonistes sont en mesure d'intervenir en lien avec l'éducation nationale :

• **dans le cadre des PPRE** (Programme Personnalisé de Réussite Educative) pour des enfants présentant des difficultés transitoires ou modérées.
Ce programme vise à établir des mesures de soutien scolaire et peut prendre en compte des prises en charge extérieures dans le registre du soin et la mise en place d'autorisations de sortie pendant le temps scolaire.

• **dans le cadre des PPS** (Projet Personnalisé de Scolarisation) pour des enfants relevant de la MDPH (Maison Départementale des Personnes Handicapées) avec des difficultés plus sévères. C'est pour ce type de patients que pourra être envisagée une intervention de l'orthophoniste au sein de l'école.

Toutefois, la **loi du 4 mars 2002** obligeant par ailleurs l'orthophoniste au secret médical, il apparaît une certaine contradiction entre les dispositions de la loi sur le handicap et celles sur le droit des malades.
C'est pourquoi il revient au médecin scolaire de faire le lien entre orthophoniste et éducation nationale.

Il est aussi à rappeler que le rôle de l'orthophoniste est de permettre un lieu thérapeutique avec son patient, ce lieu doit garantir par définition une « neutralité bienveillante ».
De même toute rééducation sollicite de la part du patient et de ses parents un certain investissement.
Se déplacer à l'école relève donc d'un questionnement éthique que chaque praticien devra se poser au cas par cas.

4 Banque

De manière générale, les professions libérales sont assez bien considérées par les banques, il ne faut donc pas hésiter à négocier (emprunt, cotisation gratuite pour la carte bancaire etc), et ce d'autant que les dites professions libérales sont conventionnées avec la Sécurité Sociale.
Il faut bien différencier le compte professionnel du compte privé mais un compte d'appellation « professionnel » et soumis à des frais supplémentaires n'est pas obligatoire, dès lors qu'un compte séparé régit l'activité libérale.

5 Assurances

• Assurances obligatoires :

- l'assurance du local, du cabinet orthophonique (parfois nécessaire dès la location du local et l'obtention d'un bail professionnel)

- la Responsabilité Civile Professionnelle (RCP) qui consiste à prendre en charge les sinistres relevant de la responsabilité de l'orthophoniste (chute d'un patient dans la salle d'attente par exemple).
Il faut vérifier si la protection juridique est comprise dans la RCP. Parfois, il est préférable de souscrire une protection juridique supplémentaire qui couvrira des litiges non pris en compte par la RCP.

- l'assurance du véhicule qui sert à nous rendre dans différents établissements et avec lequel nous faisons des soins à domicile. Attention au surcoût engendré par l'assurance des trajets professionnels.

• Assurances complémentaires:

- Complémentaire maladie : mutuelle (attention, en tant que praticiens conventionnés nous dépendons de la CPAM et non d'un régime spécial comme celui des professions indépendantes de type RSI). Il n'y a donc aucune raison pour que la mutuelle propose des tarifs surtaxés. Certaines mutuelles proposent des contrats dont la cotisation est déductible du revenu imposable, dans le cadre de la loi Madelin (cf chapitre 5).

- Une assurance dite Prévoyance qui propose un relais incapacité du travail (rappelons que la CARPIMKO prend en charge l'incapacité au bout de 90 jours...), que cette incapacité soit temporaire ou définitive (invalidité), cette assurance permet aussi de prendre en compte la perte d'exploitation et propose une assurance décès. Cette assurance entre aussi dans le cadre de la Loi Madelin.

- Une assurance complémentaire à celle du local assurant par exemple les sinistres « Bris et casse informatique/ bureautique ».

Remarque : lors de la première année d'installation vous pouvez négocier auprès de certaines compagnies la « gratuité départ dans la vie professionnelle » pour les assurances local professionnel et RCP.

6 Syndicats

Il existe deux syndicats d'orthophonistes : la **FNO** (Fédération Nationale des Orthophonistes) fondée en 1968 et la **FOF** (Fédération des Orthophonistes de France) créée en 1975. Un syndicat sert à la formation, la défense et la promotion de la profession.

Il n'existe aucune obligation d'adhésion.
Si vous désirez adhérer, il vous faut le faire auprès du syndicat de votre région.

Cotisation ordinaire annuelle FNO 2010 : 216 euros
Cotisation ordinaire annuelle FOF 2010 : 175 euros
Des réductions existent (1ère année d'adhésion, arrêt momentané d'exercice, retraités...), le lecteur les trouvera sur le site des deux organisations.

7 AGA (Association de Gestion Agréée)

Les AGA sont des associations loi 1901, agréées par l'Administration Fiscale. Leur objet, fixé par la loi de 1978 instaurant les AGA, est de « développer l'usage de la comptabilité et de faciliter l'accomplissement des obligations administratives et fiscales des membres des professions libérales et les titulaires des charges et offices qui y auront adhéré. » Elles fournissent aussi à leurs adhérents une information économique, comptable et financière en matière de prévention des difficultés des entreprises.
L'adhésion à une AGA ouvre droit à la non application d'une majoration de 25 % du bénéfice pour le calcul de l'impôt sur le revenu. Cette mesure vient compenser la disparition de l'abattement de 20%, survenue le 1er janvier 2006.
Pour les libéraux employant leur conjoint, l'adhésion à l'AGA rend le salaire intégralement déductible. Enfin, la cotisation à l'AGA et les honoraires d'un comptable peuvent donner droit à la réduction d'impôt pour frais d'adhésion et de comptabilité (cf chapitre 2).

Les AGA envoient chaque année à leurs adhérents un dossier à remplir et à leur renvoyer accompagné de la déclaration 2035, de l'éventuelle 2036, d'une balance comptable, d'un état de rapprochement bancaire et du registre des immobilisations. Certaines années, elles demandent à vérifier le grand livre comptable intégral. Cette surveillance est un gage de sérieux et d'honnêteté vis-à-vis du fisc.

8 Trouver un local bien adapté

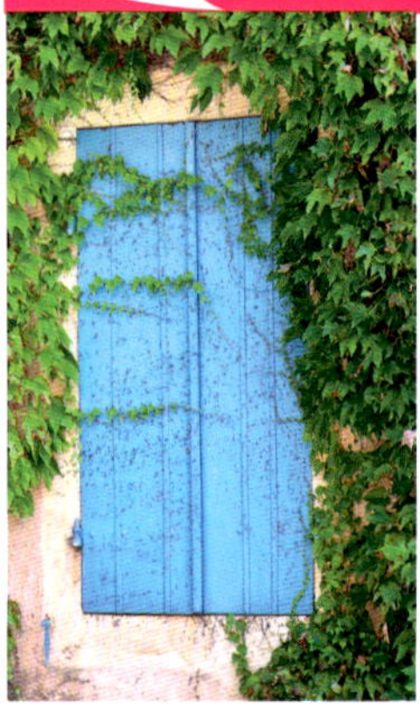

Le local doit être bien situé, non bruyant, avec un parking à proximité ou de la place pour se garer.
Il faut le prévoir assez grand pour y accueillir de futurs associés ou collaborateurs et ne pas oublier l'archivage des dossiers qui prend de la place.
Les ambulances et les VSL (Véhicule Sanitaire Léger) doivent pouvoir stationner pour déposer des patients.
Le local doit être situé au premier étage maximum avec ascenseur ou au rez-de-chaussée : il faut penser aux patients à mobilité réduite et aux pannes ou mises aux normes des ascenseurs qui nous obligent à travailler sans ascenseur en marche.
Pour un local loué : le locataire n'est pas obligé de payer la taxe foncière (à vérifier et à négocier dans le bail), y faire ajouter une condition particulière autorisant au départ du preneur l'apposition d'une plaque indiquant son changement d'adresse pour une durée minimale de trois mois.

Le bail professionnel

Un bail professionnel porte sur des locaux dans lesquels le locataire, membre d'une profession libérale, exerce régulièrement une activité non commerciale. Ce bail n'est pas régi par un statut particulier, contrairement aux baux d'habitation ou commerciaux. Il bénéficie donc d'une grande liberté de négociation, qui impose donc une vigilance redoublée lors de sa négociation.

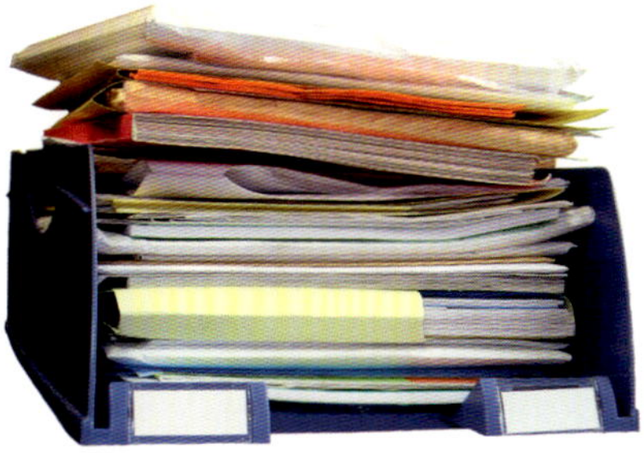

Avant de signer, il convient notamment de contrôler **deux points capitaux** :

- Le bailleur doit vérifier que l'affectation professionnelle qu'il envisage de donner à son local n'est interdite ni par un règlement de copropriété, ni par la loi. La transformation de logements en locaux à usage professionnel est souvent interdite.

- Le locataire doit être autorisé à apposer sa plaque professionnelle, en toute liberté, à l'entrée principale du bâtiment et non pas seulement sur la porte d'entrée du local. Ce point est très important, dans la mesure où le professionnel qui exerce en libéral dans le secteur de la santé n'a pas le droit de faire de publicité. L'apposition de la plaque professionnelle est donc un des rares moyens de se faire connaître.

Dans le cadre de l'exercice de leur activité, les professions libérales ont accès à deux types de baux professionnels :

• Le bail strictement professionnel, le plus fréquent :

Avant le 6 juillet 1989, le bail strictement professionnel échappait à toute réglementation, mais depuis cette date il doit respecter certaines conditions. Il est obligatoirement écrit, sa durée est au moins égale à six ans. Au terme de ce contrat, le bail strictement professionnel est reconduit tacitement, pour la même durée, sauf dénonciation expresse du bailleur ou du locataire. Le loyer est libre et déterminé par les parties lors de sa signature. Sa résiliation intervient après un préavis de six mois. Le locataire peut sous-louer ou céder son bail strictement professionnel librement, sauf si une clause de ce même bail l'interdit. En cas de vente de l'immeuble, le nouveau propriétaire ne peut expulser le locataire qui possède un bail notarié ou enregistré.

• Le bail à usage mixte

Il est régi par la loi du 6 juillet 1989, dite « loi Mermaz ». C'est un contrat portant sur les locaux dont une partie est destinée à l'usage privé du locataire et l'autre utilisée pour l'usage de sa profession. Le contrat de location doit être écrit, un état des lieux doit y être annexé et doivent être mentionnés la description et la destination des lieux, la désignation des locaux à jouissance exclusive, la désignation des parties et équipements d'usage commun, le prix et les termes du paiement du loyer, la date d'effet et la durée du contrat ainsi que le montant du dépôt de garantie. La durée minimum du bail mixte est de trois ans si le bailleur est une personne physique, mais de six ans si le bailleur est une personne morale, telle qu'une SCM. Le renouvellement du bail est de trois à six ans également. La résiliation est effective à tout moment avec un préavis de trois mois et une lettre en recommandé avec accusé de réception, quelle que soit sa raison : cessation d'activité, transfert d'activité, etc... Le bailleur, lui, peut refuser le renouvellement pour trois motifs uniquement :

- s'il justifie d'un motif légitime et sérieux, par exemple si le locataire a manqué à ses obligations.
- pour la reprise du logement par le bailleur, son conjoint ou concubin, ses ascendants ou descendants.
- pour la vente du logement : le locataire bénéficie d'un droit de préemption, sauf en cas de vente entre parents, jusqu'au troisième degré inclus.

Le locataire ne peut céder son bail mixte ni sous-louer, sauf avec l'accord express et écrit du propriétaire. Le loyer peut être fixé librement en cas de logement neuf, de logement vacant soumis antérieurement au décret du 6 mars 1987, ou de logement conforme à ce décret et loué pour la première fois ou ayant subi des travaux depuis moins de six mois. En dehors de ces cas particuliers, le loyer est fixé par référence au prix du marché.

Remarque : la loi accès handicapés.

On appelle ERP un Etablissement Recevant du Public, donc un lieu accueillant des clients, des patients ou des utilisateurs autres que les employés.
Les cabinets médicaux et paramédicaux sont des ERP classés en 5ème catégorie (effectif inférieur au seuil minimum défini par le règlement de sécurité) cf Articles R123-18 et R123-19 du Code de la Construction et de l'Habitation.
Les ERP sont soumis au respect d'un règlement de sécurité contre l'incendie. De plus, ils doivent être accessibles aux personnes handicapées.

Si vous avez ouvert votre cabinet depuis le 1er janvier 2007 et si vous avez déposé un permis de construire ou une déclaration préalable de changement de destination, vous avez l'obligation de rendre accessible une partie de vos locaux professionnels au plus tard le 1er janvier 2011.
La mise en accessibilité des établissements pré-existants doit intervenir dans un délai de 10 ans, donc le 1er janvier 2015.
cf Loi n°2005-102 du 11 février 2005 et décret 2006-555 du 17 mai 2006.

Pour résumer:

Largeur porte d'entrée : 90 cm minimum, la largeur de passage minimale lorsque le ventail est ouvert à 90° doit être de 83 cm.

Couloirs : largeur minimum 90 cm.

Entrée: prévoir une aire de retournement d'un diamètre de 150 cm.

Sanitaires : prévoir une aire pour emplacement du fauteuil de 130 cm x 80 cm située latéralement à la cuvette. Cet espace d'usage doit être libre de tout débattement de porte. Prévoir également une barre de maintien.

Les dispositifs de commande (sonnette, interrupteurs) doivent être :
• situés à une hauteur comprise entre 40 cm et 130 cm du sol
• manœuvrables en position debout comme en position assis
Dénivelés : les locaux seront disposés sur un même niveau (pas d'escalier ni de marche isolée), un léger dénivelé peut être aménagé au moyen d'une rampe d'accès
(pente < 5 %).

cf Règles d'accessibilité de l'arrêté du 1er août 2006 et circulaire interministérielle du 30 novembre 2007.

9 L'équipement de démarrage

L'on peut prévoir :

• une ligne de téléphone fixe avec répondeur et possibilité de transfert d'appel si l'on travaille peu
• un accès internet pour la télétransmission des feuilles de soins
• un poste informatique (fixe ou portable) avec imprimante
• des chaises pour adultes et des chaises pour enfants avec table et magazines pour la salle d'attente
• un bureau, des chaises
• du matériel et des logiciels de test et de rééducation.

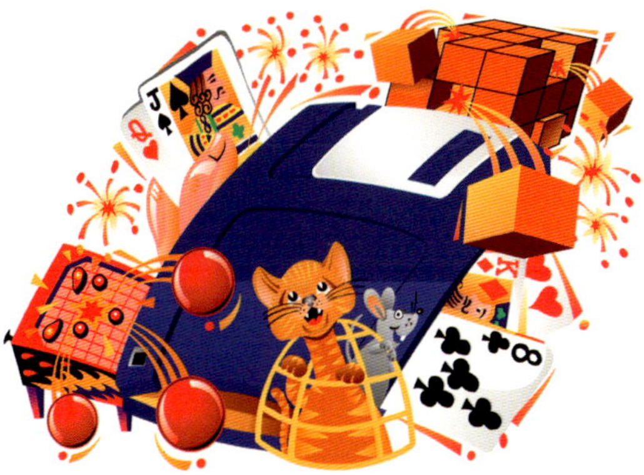

Le matériel de base de rééducation n'est pas onéreux : des logiciels et jeux gratuits sont accessibles via internet.
Les tests représentent le poste le plus important. Il en faut pour les pathologies les plus fréquentes.
Il est utile de rappeler que nous pouvons rééduquer avec un papier et des crayons et développer notre créativité. Cela présente l'intérêt majeur de personnaliser la prise en charge avec un matériel unique, que le patient peut emporter chez lui.

10 L'affichage dans la salle d'attente ou dans le bureau

a) Ce qui est obligatoire

• **plaque AGA** « Membre d'une association agréée par l'administration fiscale acceptant à ce titre le règlement des honoraires par chèques libellés à son nom. »

• **affiche CNIL** (Commission Nationale de l'Informatique et des Libertés » indiquant que le cabinet « dispose d'un système informatique destiné à gérer le fichier de ses patients (...). Tout médecin désigné par vous peut également prendre connaissance de l'ensemble de votre dossier médical » Cf articles 26,34 et 40 de la loi N° 78-17 du 6 janvier 1978 relative à l'informatique, aux fichiers et aux libertés.

• **tarifs des orthophonistes** :

Le décret du 10 février 2009, publié au Journal Officiel le surlendemain, a obligé les professionnels de santé à afficher leurs tarifs. Les paramédicaux doivent placarder « de manière visible et lisible, dans leur salle d'attente ou, à défaut dans leur lieu d'exercice, les tarifs des honoraires ou fourchettes des tarifs des honoraires qu'ils pratiquent ainsi que le tarif de remboursement par l'assurance maladie en vigueur correspondant aux prestations suivantes dès lors qu'elles sont effectivement proposées : [...] consultation, visite à domicile et au moins cinq des prestations les plus couramment pratiquées.»

Les paramédicaux conventionnés avec la sécurité sociale doivent aussi afficher cette mention : «Votre professionnel de santé pratique des honoraires conformes aux tarifs de l'assurance maladie. Ces tarifs ne peuvent être dépassés, sauf en cas d'exigence exceptionnelle de votre part, s'agissant de l'horaire ou du lieu des actes pratiqués. Si votre professionnel de santé vous propose de réaliser certains actes qui ne sont pas remboursés par l'assurance maladie, il doit obligatoirement vous en informer. Dans le cas prévu ci-dessus où votre professionnel de santé peut déterminer librement ses honoraires ou ses dépassements d'honoraires, il en détermine le montant avec tact et mesure ».

Vous trouverez un exemple d'affiche ici :

http://orthophonie-et-patrimoine.blogspot.com/2009/02/tarifs-cadeau-une-affiche-a4.html

Bilan Orthophonique	Cotation	Montant	1/3-Payant
Bilan de la déglutition et des fonctions oro-myo fonctionnelles	AMO 16	38,40€	15,36€
Bilan de la phonation Bilan du langage oral et/ou bilan d'aptitudes à l'acquisition du langage écrit Bilan du langage écrit Bilan de la dyscalculie et des troubles du raisonnement logico-mathématique	AMO 24	57,60€	23,04€
Bilan des troubles d'origine neurologique Bilan du bégaiement Bilan du langage dans le cadre des handicaps moteurs, sensoriels ou mentaux	AMO 30	72,00€	28,80€
Bilan de renouvellement : -30%			

Rééducation	Cotation	Montant	1/3-Payant
Rééducation des troubles d'articulation isolés chez des personnes ne présentant pas d'affection neurologique	AMO 5,1	12,24€	4,90€
Rééducation de la déglutition atypique	AMO 8	19,20€	7,68€
Rééducation des troubles de la voix d'origine organique ou fonctionnelle	AMO 10	24,00€	9,60€
Rééducation des dysarthries neurologiques	AMO 11	26,40€	10,56€
Rééducation des pathologies du langage écrit: lecture et/ou orthographe	AMO 10,1	24,24€	9,70€
Rééducation des troubles du calcul et du raisonnement logico-mathématique	AMO 10,2	24,48€	9,79€
Rééducation des troubles de l'écriture	AMO 10	24,00€	9,60€
Rééducation des retards de parole, des retards du langage oral	AMO 12,1	29,04€	11,62€
Rééducation du bégaiement	AMO 12,2	29,28€	11,71€
Éducation précoce au langage dans les handicaps de l'enfant de type sensoriel, moteur, mental	AMO 13,6	32,64€	13,06€
Éducation ou rééducation du langage dans les handicaps de l'enfant de type sensoriel, moteur, mental	AMO 13,5	32,40€	12,96€
Éducation ou rééducation du langage dans le cadre de l'autisme	AMO 13,8	33,12€	13,25€
Éducation ou rééducation du langage dans le cadre des maladies génétiques	AMO 13,8	33,12€	13,25€
Rééducation des dysphasies	AMO 14	33,60€	13,44€
Rééducation du langage dans les aphasies (45 min)	AMO 15,3	36,72€	14,69€
Rééducation des troubles du langage non aphasiques dans le cadre d'autres atteintes neurologiques (45 min)	AMO 15,2	36,48€	14,59€
Maintien et adaptation des fonctions de communication chez les personnes atteintes de maladies neuro-dégénératives (45 min)	AMO 15	36,00€	14,40€
Démutisation dans les surdités du premier âge, appareillées ou non, y compris en cas d'implantation cochléaire (45 min)	AMO 15,4	36,96€	14,78€
Rééducation ou conservation du langage oral et de la parole dans les surdités appareillées ou non, y compris en cas d'implantation cochléaire (45 min)	AMO 15,1	36,24€	14,50€
Séance de groupe	AMO 5	12,10€	4,80€

• **affichette** indiquant le numéro d'appel des sapeurs-pompiers, l'adresse du Centre de Secours de premier appel ainsi que les consignes en cas d'incendie.

• **renseignements de l'INPES** (Institut National de Prévention et d'Education pour la santé) comme les informations sur la grippe A.

b) Ce qui est facultatif

• **information concernant les séances non honorées** : il est interdit de facturer à la sécurité sociale une séance non réalisée.
Il apparaît primordial de spécifier à l'issue du bilan l'importance du suivi de la prise en charge et de sa régularité. Une affiche peut préciser qu' « après trois séances non honorées, non décommandées et sans motif valable (hors problèmes de santé, accidents, etc...) le créneau de la rééducation sera perdu».

• **note à l'attention des parents et accompagnants** :

Aucune surveillance n'étant assurée dans la salle d'attente, la responsabilité des parents et/ou de l'accompagnant se verrait engagée pour tout fait dont l'enfant serait l'auteur ou la victime lorsque il a regagné la salle d'attente.

Tout enfant est sous l'entière responsabilité de ses parents :
1. jusqu'à sa prise en charge par l'orthophoniste
2. dès son retour en salle d'attente à la fin de la rééducation

En conséquence, l'accompagnant doit être présent :
1. jusqu'au moment où l'orthophoniste vient chercher l'enfant,
2. à l'heure prévue de fin de rééducation.

Une autorisation parentale est indispensable :
1. lorsqu'un enfant quitte seul le cabinet à la fin de la séance,
2. lorsqu'une tierce personne non connue de l'orthophoniste doit venir chercher un enfant à l'issue de sa séance.

Pensez aussi que certains enfants ne supportent pas que l'accompagnant soit absent durant ou à l'issue de la séance.

Nous vous remercions de votre compréhension et de votre contribution au bon déroulement de la rééducation orthophonique.

(Source : SDORMP, mars 2006)

4.

Comment gérer mon cabinet sur le plan administratif ?

1 NGAP, bilans, comptes rendus et DEP
(décret n° 2002-721 du 2 mai 2002)

a) NGAP : Nomenclature Générale des Actes Professionnels.

Fixée par arrêté du 27 mars 1972, la NGAP est un texte réglementaire qui établit « la liste, avec leur cotation, des actes professionnels que peuvent avoir à effectuer les médecins, et dans la limite de leur compétence, les chirurgiens-dentistes, sages-femmes et auxiliaires médicaux. »
Cette nomenclature définit les procédures à suivre pour qu'un acte inscrit puisse être pris en charge par l'assurance maladie.
Elle permet aux praticiens et auxiliaires médicaux de communiquer aux organismes d'assurance maladie, tout en respectant le secret professionnel, et dans l'intérêt du patient, le type et la valeur des actes techniques effectués en vue du calcul par les organismes de leur participation.
Tout acte est désigné par une lettre-clef et un coefficient : AMO est la lettre-clef des actes pratiqués par l'orthophoniste (Acte Médical Orthophonique).

b) La prescription médicale

Le bilan orthophonique, préalable à toute prise en charge orthophonique, fait l'objet d'une prescription médicale.
A noter que le terme de « prise en charge » est parfois controversé. En effet, on ne prend pas les difficultés de nos patients à notre charge, on les aide à se prendre en charge.
Le bilan orthophonique doit être obligatoirement prescrit par un médecin (généraliste ou spécialiste). Il ne débouche pas systématiquement sur une rééducation.

c) Il existe trois types de bilans :

1 **le bilan d'investigation** : dans ce cas, le compte rendu de bilan établi par l'orthophoniste indiquera au médecin prescripteur le diagnostic orthophonique ainsi que ses propositions de traitement. Ce sera alors au médecin de prescrire, le cas échéant, une rééducation orthophonique en conformité avec la nomenclature.

2 **le bilan orthophonique avec rééducation si nécessaire** : l'orthophoniste effectue son bilan, pose le diagnostic orthophonique et détermine lui-même les objectifs de la rééducation si elle s'avère nécessaire. En conformité avec la nomenclature, il fixe le nombre et la nature des séances de rééducation qu'il va entreprendre, et établit une demande d'entente préalable (DEP) en conséquence auprès du régime d'assurance maladie dont dépend l'assuré.

3 **le bilan de renouvellement:** si une rééducation doit être poursuivie, soit à l'issue des 50 premières séances pour les rééducations individuelles cotées de 5 à 13,8 soit à l'issue des 100 premières séances pour les actes cotés de 14 à 15,4, la prescription d'un bilan de renouvellement est proposée au médecin prescripteur par l'orthophoniste.

Remarque : parfois il est demandé à l'orthophoniste un bilan ponctuel pour justifier de l'obtention d'un tiers temps supplémentaire scolaire lors d'examens ou de motivation de mise en place autour de l'enfant de conditions particulières comme une AVS (Auxiliaire de Vie Scolaire), un équipement informatique.

d) L'orthophoniste est habilité à effectuer les bilans suivants selon la nomenclature :

* Bilan de la déglutition et des fonctions oro-myo fonctionnelles : AMO 16
* Bilan de la phonation : AMO 24
* Bilan du langage oral et/ou bilan d'aptitudes à l'acquisition du langage écrit : AMO 24
* Bilan du langage écrit : AMO 24
* Bilan de la dyscalculie et des troubles du raisonnement logico-mathématique : AMO 24
* Bilan des troubles d'origine neurologique : AMO 30
* Bilan du bégaiement : AMO 30
* Bilan du langage dans le cadre des handicaps moteurs, sensoriels ou mentaux (inclus surdité, IMC, autisme, maladies génétiques) : AMO 30

e) Utilité du bilan orthophonique :

Le bilan orthophonique est un point majeur de l'exercice de la profession car il permet de réunir l'anamnèse, de poser le diagnostic et d'établir un projet thérapeutique. A l'issue du bilan, l'orthophoniste peut proposer des examens complémentaires (bilan auditif, bilan psychomoteur, bilan orthoptique, etc). Il peut aussi être proposé d'attendre et de réévaluer ultérieurement les difficultés du patient, en prenant date pour un bilan ultérieur et en délivrant des conseils pratiques. On débouche encore parfois sur un travail de guidance.

f) A qui envoyer le compte rendu ?

Le compte rendu du bilan orthophonique doit être envoyé au médecin prescripteur et au médecin traitant s'il n'est pas le médecin prescripteur, puisque le médecin traitant fait le lien entre tous les intervenants.
Ce texte est couvert par le secret médical. Un exemplaire peut être délivré aux parents ou au patient, s'il est majeur, avec l'annotation « A la demande de l'intéressé, M ou Mme X, je délivre ce présent compte rendu pour faire valoir ce que de droit » (Principe du droit d'accès au dossier médical : toute personne a le droit d'accéder à l'ensemble des informations concernant sa santé détenues, à quelque titre que ce soit, par des professionnels et des établissements de santé, qui sont formalisées ou ont fait l'objet d'échanges écrits entre professionnels de santé).
Cette formule dégage l'orthophoniste de toute responsabilité dans la suite des événements.

g) L'ACBUS

L'accord de bon usage des soins (ACBUS) est l'architecture officielle du compte rendu de bilan orthophonique, que la Fédération Nationale des Orthophonistes a signé le 06 mars 2002 afin d'harmoniser sa rédaction. Les différentes composantes du bilan demandées sont l'anamnèse, les épreuves, le diagnostic orthophonique, les objectifs et le plan de soins. L'ACBUS formalise donc une architecture rédactionnelle du compte rendu.

h) La demande d'entente préalable

Si le bilan débouche sur une rééducation, l'orthophoniste remplit une demande d'entente préalable (DEP), y joint l'ordonnance et attend une réponse ou pas de la sécurité sociale de l'assuré dans les 15 jours suivant l'envoi. Ce délai de 15 jours n'est pas obligatoire lorsque la prescription médicale comporte « Acte urgent », dans le cas de suites opératoires par exemple : la rééducation peut être entreprise immédiatement.
A noter que la plupart des caisses des assurés répondent à la DEP uniquement en cas de refus. En cas de délai de 15 jours passés sans refus notifié, la DEP est considérée comme acceptée.

i) Traitements orthophoniques pris en charge par la sécurité sociale (nomenclature du 24/12/2006)

• Rééducation individuelle (entente préalable nécessaire)

==> La séance doit avoir une durée minimale de 30 minutes, sauf mention particulière

* Rééducation des troubles d'articulation isolés chez des personnes ne présentant pas d'affection neurologique : AMO 5,1
* Rééducation des troubles de l'articulation liés à des déficiences perceptives : AMO 8
* Rééducation des troubles de l'articulation liés à des déficiences d'origine organique : AMO 8
* Rééducation de la déglutition atypique : AMO 8
* Rééducation vélo-tubo-tympanique : AMO 8
* Rééducation des troubles de la voix d'origine organique ou fonctionnelle : AMO 10
* Rééducation du mouvement paradoxal d'adduction des cordes vocales à l'inspiration : AMO 10
* Rééducation des dysarthries neurologiques AMO : 11
* Rééducation des dysphagies chez l'adulte et chez l'enfant AMO : 11
* Rééducation des anomalies des fonctions oro-faciales entraînant des troubles de l'articulation de la parole : AMO 10
* Education à l'acquisition et à l'utilisation de la voix oro-oesophagienne et/ou trachéo-oesophagienne : AMO 11,2
* Education à l'utilisation des prothèses phonatoires quel qu'en soit le mécanisme : AMO 11,1
* Rééducation des pathologies du langage écrit: lecture et/ou orthographe : AMO 10,1
* Rééducation des troubles du calcul et du raisonnement logico-mathématique : AMO 10,2
* Rééducation des troubles de l'écriture : AMO 10
* Rééducation des retards de parole, des retards du langage oral : AMO 12,1
* Rééducation du bégaiement : AMO 12,2
* Education précoce au langage dans les handicaps de l'enfant de type sensoriel, moteur, mental : AMO 13,6
* Education ou rééducation du langage dans les handicaps de l'enfant de type sensoriel, moteur, mental : AMO 13,5
* Education ou rééducation du langage dans le cadre de l'infirmité motrice cérébrale : AMO 13,8
* Education ou rééducation du langage dans le cadre de l'autisme : AMO 13,8
* Education ou rééducation du langage dans le cadre des maladies génétiques : AMO 13,8
* Réadaptation à la communication dans les surdités acquises appareillées et/ou éducation à la pratique de la lecture labiale : AMO 12
* Rééducation des dysphasies : AMO 14

==> La séance doit avoir une durée minimale de 45 minutes sauf mention particulière

* Rééducation du langage dans les aphasies : AMO 15,3
* Rééducation des troubles du langage non aphasiques dans le cadre d'autres atteintes neurologiques : AMO 15,2
* Maintien et adaptation des fonctions de communication chez les personnes atteintes de maladies neuro-dégénératives : AMO 15
* Démutisation dans les surdités du premier âge, appareillées ou non, y compris en cas d'implantation cochléaire : AMO 15,4
* Rééducation ou conservation du langage oral et de la parole dans les surdités appareillées ou non, y compris en cas d'implantation cochléaire : AMO 15,1

• **Rééducation nécessitant des techniques de groupe** (entente préalable nécessaire).

Cette rééducation doit être dispensée à raison d'au moins un praticien pour quatre personnes (durée minimale d'une heure). Il est conseillé de constituer des groupes de gravité homogène. La cotation est AMO 5, quel que soit le type de rééducation de groupe :

* Rééducation de la voix d'origine organique ou fonctionnelle
* Education à l'acquisition et à l'utilisation de la voix oro-oesophagienne et/ou trachéo-oesophagienne
* Rééducation des pathologies du langage écrit : lecture et/ou orthographe
* Rééducation des retards de parole, des retards du langage oral
* Rééducation du bégaiement
* Education à la pratique de la lecture labiale
* Rééducation des dysphasies
* Rééducation du langage dans les aphasies
* Rééducation des troubles du langage non aphasiques dans le cadre d'autres atteintes neurologiques
* Maintien et adaptation des fonctions de communication chez les personnes atteintes de maladies neuro-dégénératives
* Démutisation dans les surdités du premier âge, appareillées ou non, y compris en cas d'implantation cochléaire
* Rééducation ou conservation du langage oral et de la parole dans les surdités appareillées ou non, y compris en cas d'implantation cochléaire

2 Dossiers patients

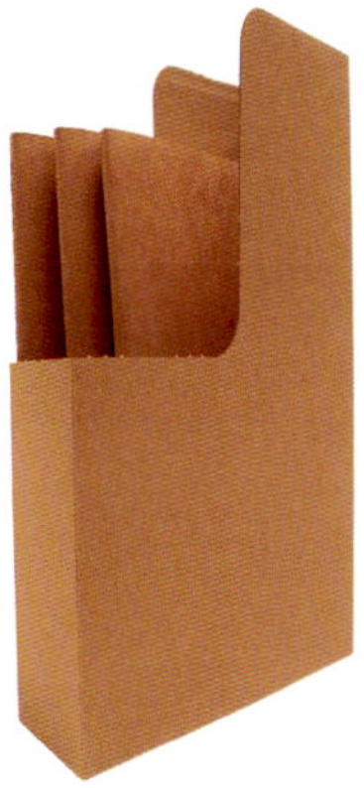

La durée légale de détention des dossiers des patients est de 30 ans.
Une tenue informatique des dossiers permet de ne pas accumuler d'archives papiers encombrantes.

3 Télétransmission et Tiers Payant

La télétransmission des feuilles de soin est une obligation conventionnelle : la profession s'y est engagée à titre collectif. En contrepartie, la sécurité sociale verse aux orthophonistes une aide annuelle pérenne de 300 € (si 70 % de leurs feuilles de soins sont télétransmises), auxquels s'ajoutent 100 € d'aide à la maintenance d'un logiciel de télétransmission, soit un total de 400 € versés en mars. Les avantages de ce système sont les délais de paiement, bien plus rapides, et la limitation des erreurs de saisie.

Pour télétransmettre, il faut un accès internet et un logiciel de télétransmission. Certains fournisseurs d'accès à Internet proposent des boîtes email sécurisées pour les feuilles de soins électroniques, mais rien n'oblige à souscrire cette option, puisque le système fonctionne bien avec une boîte email classique (mais uniquement consacrée à la télétransmission). Notons encore qu'un logiciel de gestion du cabinet n'est pas obligatoire : il existe des logiciels de télétransmission pure.

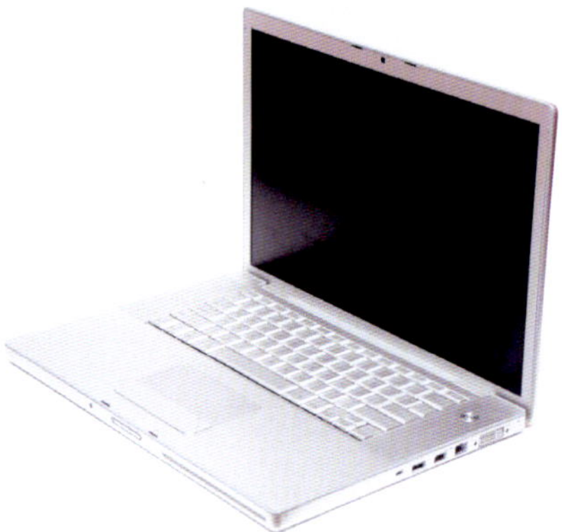

L'orthophoniste dispose d'un délai de 3 jours ouvrés pour télétransmettre les feuilles de soin électroniques, si le patient a réglé lui-même. S'il existe une dispense d'avance des frais, le délai passe à 8 jours ouvrés.

Lorsque l'orthophoniste souhaite télétransmettre ses feuilles de soins, le logiciel les trie en constituant des lots destinés aux différentes caisses, puis il les envoie au Réseau Santé Social (RSS) qui émet un ARL (Accusé de Réception Logique) au plus tard le surlendemain, mais souvent dans le quart d'heure qui suit. Un ARL positif signifie que tout s'est bien passé. Un ARL négatif ou une absence d'ARL avertit qu'un problème d'acheminement est survenu. Il faut alors procéder à un nouvel essai, puis contacter la caisse si cela perdure. Les lots portent un numéro qu'il est important de noter en cas de réclamation.
Si une feuille de soins électronique comporte un tiers payant, la caisse envoie quelques jours plus tard un retour NOEMIE (norme ouverte d'échange entre la maladie et les intervenants extérieurs), appelé aussi RSP (rejet signalement paiement) dans certains logiciels. Ce retour avertit le professionnel qu'il va être réglé, ou qu'il existe un problème dans le traitement de la demande de paiement. Le site www.ameli.fr permet de suivre les paiements, qu'ils soient issus de feuilles papier ou d'une télétransmission.
La télétransmission a fortement développé le système du tiers payant (partiel ou total) que la Convention demande pourtant de réaliser avec parcimonie. En pratique, certaines caisses de sécurité sociale l'encouragent. Ce que l'on appelle tiers payant total est l'absence totale d'avance de frais de la part de l'assuré, lorsque l'orthophoniste a signé une convention spéciale avec la complémentaire santé. Ainsi, si l'orthophoniste télétransmet une feuille de soins avec tiers payant sur la part obligatoire (qui rembourse 60 % de l'acte, sauf régime particulier de l'Alsace-Moselle) et aussi sur la part complémentaire (qui prend à sa charge les 40 % restants), l'assuré ne fait aucune avance pécuniaire. L'orthophoniste est directement réglé par la Caisse de l'assuré et sa mutuelle.
Remarque : ceci ne se présente pas en cas de CMU (Couverture maladie universelle) ni en cas d'ALD (Affection de Longue Durée), où la Sécurité Sociale prend en charge la totalité des soins.
D'un point de vue philosophique, l'on peut se demander si cette fausse notion de «gratuité » (en ne faisant aucune avance sur les frais qu'engendre une rééducation orthophonique, l'assuré n'en mesure pas le coût) est bonne pour l'implication des patients.

4 Keep your secret, secret

a) Le secret médical et le secret professionnel

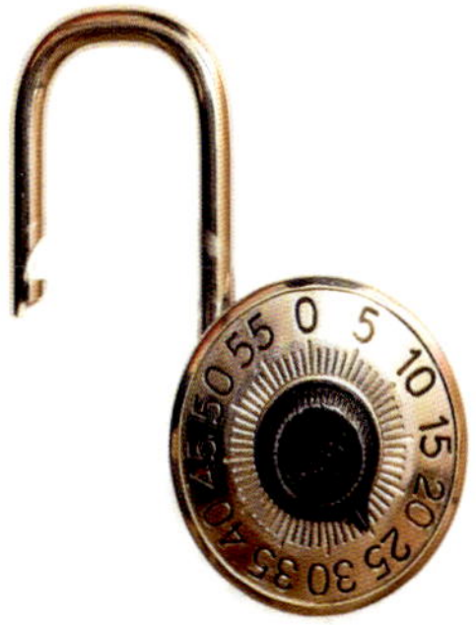

L'obligation du secret médical présente un caractère général et absolu, ce qui interdit toute révélation à un tiers, même s'il s'agit d'un professionnel, lui aussi assujetti au secret. La révélation n'est pas synonyme de divulgation publique. La communication reste pénalement répréhensible alors même qu'elle aurait été adressée dans la stricte intimité, à une personne unique ; c'est aussi vrai si celle-ci est tenue, elle-même, au secret professionnel.
Rappelons que l'obligation au secret professionnel, établie par l'article 226-13 du code pénal pour assurer la confiance nécessaire à l'exercice de certaines professions ou de certaines fonctions, s'impose aux médecins et donc aux paramédicaux, hormis les cas où la loi en impose autrement, comme un devoir de leur état ; que sous cette seule réserve, elle est générale et absolue.
Il résulte très clairement de cet arrêt que la communication d'un secret professionnel, et notamment d'un secret médical, à une personne elle-même tenue au secret professionnel, n'est pas prévue par la loi. Elle est donc formellement interdite, sous peine de poursuites pour violation du secret médical ou professionnel.
Le secret médical concerne des personnes qui exercent une profession médicale ou paramédicale.
Le secret professionnel concerne des personnes partageant des informations dans l'intérêt du patient (un éducateur par exemple).

b) Le secret partagé :

Dans le cas du secret partagé, le partage de l'information n'est réalisable qu'entre professionnels de santé participant aux soins. Cet échange n'est admis que dans l'intérêt du patient, pour la continuité des soins et leur meilleure qualité. Il n'est pas obligatoire et connaît en outre certaines limites, notamment du fait du consentement du patient.
Les soins étant assurés par de nombreux intervenants, on parle alors du partage d'informations « nécessaires, pertinentes et non excessives ». On assiste à une évolution du concept de secret professionnel en liaison avec le développement des organismes sociaux. Il convient donc d'être circonspect dans la rédaction des informations en direction de ces organismes. Il en est de même en ce qui concerne les attestations que les avocats peuvent nous demander lors de divorces par exemple.

5 La double prise en charge

Pour qu'il y ait double prise en charge, il faut qu'il y ait double emploi.

• **Pour les IME, IMP, ITEP, SESSAD, etc**..., ces établissements perçoivent un budget pour des soins extérieurs. Donc si l'établissement ne peut assurer la prise en charge, il en perçoit le financement et peut rémunérer l'orthophoniste en libéral.

• **Pour les autres établissements,** il convient de s'assurer du mode de rémunération de la structure concernée (ex: CMPP) et de demander l'avis du médecin conseil de la CPAM.
En effet, il existe toujours un risque de refus ou de demande de restitution par l'Assurance Maladie des sommes déjà remboursées.

L'orthophoniste libéral n'a pas à pallier le manque d'orthophoniste salarié au sein d'un établissement dès lors que cet établissement reçoit une partie de son prix de journée pour une prise en charge orthophonique au sein de sa structure, même si celle-ci n'a pas réussi à recruter un orthophoniste. Il convient donc de se montrer inflexible sur le respect de la législation, malgré ses travers, et de ne surtout pas utiliser la carte Vitale du patient pour rendre service et débloquer certaines situations inextricables. C'est à l'établissement et à la sécurité sociale d'assumer leurs responsabilités.

6 Ethique professionnelle

a) Comment gérer les absences et les impayés ?

• L'affiche dont nous avons parlé dans le chapitre 3 (affichage dans la salle d'attente) peut servir de garde-fou. Il est des absences rares et non prévisibles que l'orthophoniste admettra (ex : panne de voiture, accident) mais face au manque de civisme généralisé de certains patients qui n'honorent pas les rendez-vous et ne s'excusent pas, il est bon de faire le point à l'issue du bilan sur la régularité nécessaire des séances pour le bien du patient lui-même.
Si, après plusieurs avertissements, le patient continue à ne pas honorer les rendez-vous, la rééducation sera suspendue.
C'est pour cela qu'au début du suivi, il faut penser à demander la carte Vitale assez régulièrement, notamment lorsqu'il n'y a pas de tiers payant total, afin de minimiser les risques d'impayés.

• En cas d'impayés, on relance généralement par courrier deux fois puis une fois en recommandé avec accusé de réception. Si cela n'est pas efficace, le recours à un huissier est possible pour obtenir les honoraires. Mais la démarche est lourde et occasionne des frais.

b) Cas du port du voile chez des patients

Si l'orthophoniste ne prête pas le serment d'Hippocrate et si celui-ci n'a pas de valeur légale, il peut toujours s'y référer concernant l'exercice de sa profession de santé.
En voici un extrait :

« Mon premier souci sera de rétablir, de préserver ou de promouvoir la santé, dans tous ses éléments physiques et mentaux, individuels et sociaux.
Je respecterai les personnes, leur autonomie et leur volonté, sans discrimination selon leur état ou leurs convictions.
J'interviendrai pour les protéger si elles sont affaiblies, vulnérables ou menacées dans leur intégrité ou leur dignité. (...)
Je donnerai mes soins à l'indigent et à quiconque me les demandera. (...) »

Ainsi l'orthophoniste dispensera la rééducation sans tenir compte des opinions personnelles, visibles ou non, de ses patients.

Dans le cas du voile ou de la burqa, s'il s'agit d'une rééducation vocale ou d'une rééducation qui nécessite le travail des praxies bucco-phonatoires, il faudra donc informer la patiente de la nécessité d'enlever voile ou burqa, tout comme nous pouvons demander à nos patients en rééducation vocale d'ôter collier, foulard ou autre accessoire gênant la manipulation du larynx.

c) Suspicion de maltraitance

(remerciements au Docteur Laurent Martrille, médecin légiste, chargé de cours de déontologie auprès d'étudiants en orthophonie, Faculté de Médecine de Montpellier)

Dans sa pratique quotidienne, qu'il soit en cabinet ou en institution, l'orthophoniste peut, par la proximité qu'il a avec ses patients, être confronté à des situations de maltraitance que pourrait subir l'un d'eux (qu'il s'agisse de violences envers les mineurs ou envers les personnes âgées).

Dans ces situations, l'orthophoniste doit tout mettre en œuvre pour protéger les victimes sans toutefois s'immiscer dans leur vie privée.

Le secret professionnel reste la pierre angulaire de toute relation médecin-malade et la Loi du 4 mars 2004 sur le droit des malades réaffirme ce principe.

Cependant, dans le but de protéger les plus faibles, la loi prévoit certaines dérogations qui permettent aux professionnels de signaler aux autorités administratives ou judiciaires les situations de risque ou de danger.

Un signalement, judiciaire ou administratif, aura des répercussions importantes tant pour les victimes que pour les auteurs : aussi est-ce une décision difficile à prendre, que ce soit face à une suspicion ou face à un tableau évident de maltraitance. Il s'agit de ne pas faire subir à l'enfant (ou la personne vulnérable) les préjudices d'une décision précipitée. Dans toutes les situations, il faudra veiller à expliquer clairement le rôle de chacun et surtout l'enjeu d'une démarche initialement prévue pour protéger les victimes et aider les auteurs potentiels.
Il est essentiel de rappeler notamment que, dans les situations d'enfants en danger, le maintien du lien avec la famille reste primordial.

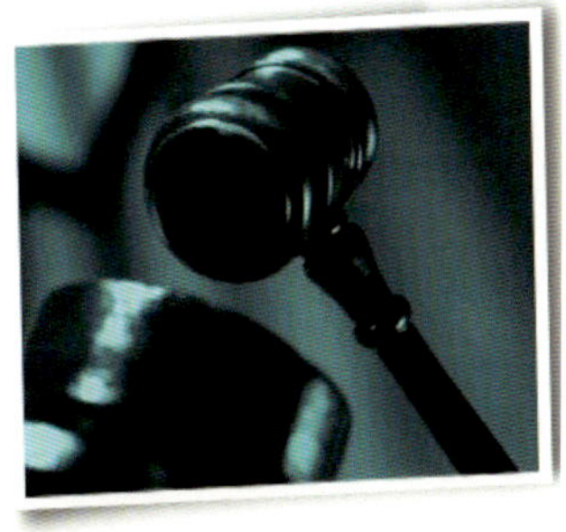

Ce que disent la loi et les textes :

L'article 226.13[1] du code pénal institue le secret professionnel. Mais dans certaines circonstances, la loi autorise la levée de ce secret (article 226.14 du code pénal) qui s'applique aux médecins, mais aussi à tout professionnel impliqué dans la prise en charge d'un patient, qu'il s'agisse des professions paramédicales, assistants sociaux, éducateurs, secrétaires médicales ou personnels administratifs.

Le premier alinéa[2] de l'article 226.14 concerne tous les personnels sus-cités qui peuvent signaler les cas de sévices envers les mineurs (moins de 18 ans) et les personnes vulnérables en raison de leur âge (altération des fonctions cognitives), leur incapacité physique (par exemple une personne en fauteuil roulant) ou psychique (une personne sous tutelle ou sous hospitalisation sous contrainte,...). Les deuxième et troisième alinéas concernent spécifiquement les médecins.

Le signalement est-il une simple possibilité donnée au professionnel, ou bien s'agit-il d'une véritable obligation ?

S'il semble, à la lecture de l'article 226.14, que le signalement des situations de danger soit une simple dérogation, nous ne saurions toutefois trop conseiller aux praticiens de considérer ces dispositions comme obligatoires compte tenu de celles de l'article 223.6[3] du code pénal sur la non-assistance à personne en péril.

De plus, l'absence de non-dénonciation de mauvais traitement ne signifie pas absence d'intervention, le principe résidant dans la protection des victimes.

Enfin s'agissant des enfants sur lesquels on suspecte une maltraitance, la loi de 2007 sur la protection de l'enfance établit que tous les professionnels concourant à la prise en charge des enfants doivent, sans dérogation possible, informer le conseil général de toute situation préoccupante concernant un enfant.

Que doit-on signaler ?

Il s'agit de signaler une situation de danger, afin que soient mises en place les mesures de protections nécessaires, et non de dénoncer des auteurs présumés.
Le signalement doit avoir un caractère concret. Ainsi, l'orthophoniste devra signaler des éléments (traces traumatiques) qu'il a pu constater ou des propos cohérents qui lui ont

été rapportés par l'intéressé lui-même. Dans la retranscription de propos, que ce soit d'un enfant ou d'une personne vulnérable, l'orthophoniste devra toujours faire preuve de « mesure et de circonspection ».
Pour effectuer un signalement, il n'est pas nécessaire que le danger soit avéré mais simplement suspecté.

Que faire en pratique ?

Dans les situations de danger physique ou d'abus sexuel ou de suspicion d'abus sexuels concernant un enfant, c'est le procureur de la République qui sera destinataire du signalement. Un substitut est de permanence 24h/24h et peut être joint à tout moment. Parfois, il est plus simple de s'adresser directement aux services de police ou de gendarmerie en particulier dans les cas d'urgence. Le procureur de la République, ou plus généralement le substitut de permanence pourra prendre toutes les mesures utiles pour protéger l'enfant, et ordonner notamment le placement de l'enfant à l'hôpital ou dans une famille d'accueil par une ordonnance de placement provisoire (OPP).

Le signalement se fera par courrier ou fax après avoir prévenu les autorités judiciaires ou administratives par téléphone.

Modèle de signalement au procureur :

Objet : signalement d'un enfant en danger
Monsieur le Procureur,
Je porte à votre connaissance la situation d'untel (nom, prénom, date de naissance, adresse) que j'ai examiné ce jour, (heure, mois, année). (rapporter des dires éventuels au conditionnel et citer les paroles entre guillemets)
L'examen de l'enfant (par exemple) met en évidence (description succincte des lésions, mais un examen normal n'empêche pas de faire un signalement, notamment en cas d'abus sexuels)
Ces signes et ses dires m'amènent à penser que cet enfant est en situation de danger.
Je vous prie de croire, M. le Procureur, ...
Signez et datez et identification du signalant

La démarche sera la même concernant les suspicions de maltraitance concernant les personnes âgées n'ayant plus toutes leurs fonctions cognitives. Dans le cas contraire, elles ne seront pas considérées comme vulnérables et ne pourront être signalées au procureur de la République qu'avec leur accord et uniquement par un médecin.

Dans les situations de risques, de suspicions de sévices physiques sans traces traumatiques ou en cas de négligences, bref devant toutes situations préoccupantes concernant un enfant, cette information préoccupante sera adressée par courrier à la cellule enfance maltraitée instaurée par la loi de 2007 dans chaque conseil général.

Tout orthophoniste doit connaître un certain nombre de numéros de téléphone (locaux) auxquels il pourra se référer : numéro du parquet des mineurs, numéro de la cellule enfance maltraitée du Conseil Général, numéro local de l'association ALMA (personnes âgées), correspondant médecin, psychologue et assistance sociale.

Dans bien des situations, l'orthophoniste sera tiraillé entre la crainte de déclencher une procédure à l'encontre d'un innocent et celle de ne pas mettre tout en œuvre pour protéger une personne vulnérable. Il faut le plus possible partager ses doutes avec d'autres professionnels pour conforter son idée et, le cas échéant, faire un signalement à plusieurs si nécessaire.

Sauf urgences évidentes (allégation de viol, maltraitance physique patente...), la décision d'un signalement doit résulter d'une concertation pluridisciplinaire après une évaluation poussée de la situation. Le signalement, « dérogation obligatoire », doit toujours être présenté comme une aide apportée aux victimes de violences.

---

[1] « La révélation d'une information à caractère secret par une personne qui est dépositaire soit par état, soit par profession, soit en raison d'une fonction ou d'une mission temporaire, est punie d'1 an d'emprisonnement et de 15 000 euros d'amende » 226.13 du CP

[2] « L'article 226-13 n'est pas applicable dans les cas où la loi impose ou autorise la révélation du secret. En outre, il n'est pas applicable :
1° A celui qui informe les autorités judiciaires, médicales ou administratives de privations ou de sévices, y compris lorsqu'il s'agit d'atteintes sexuelles, dont il a eu connaissance et qui ont été infligées à un mineur ou à une personne qui n'est pas en mesure de se protéger en raison de son âge ou de son incapacité physique ou psychique ;
... »

[3] « Quiconque pouvant empêcher par son action immédiate, sans risque pour lui ou pour les tiers, soit un crime, soit un délit contre l'intégrité corporelle de la personne s'abstient volontairement de le faire est puni de cinq ans d'emprisonnement et de 75000 euros d'amende.

Sera puni des mêmes peines quiconque s'abstient volontairement de porter à une personne en péril l'assistance que, sans risque pour lui ou pour les tiers, il pouvait lui prêter soit par son action personnelle, soit en provoquant un secours » 223.6 du CP

5.

Comment gérer mon cabinet sur le plan pécuniaire ?

1 Quel nombre d'actes ?

L'acte moyen

Nous avons vu que la nomenclature générale des actes professionnels (NGAP) des orthophonistes leur permettait de coter leurs séances ou bilans entre AMO 5 et AMO 30. Rappelons que l'AMO vaut 2,40 €, à l'heure où nous écrivons ces lignes. Les actes se trouvent donc dans une fourchette allant de 12 à 72 €. En libéral, une grande majorité des actes sont constitués de séances de rééducation des pathologies du langage écrit (AMO 10,1 : 24,24 €) et de séances de rééducation des retards de parole et de langage (AMO 12,1 : 29,04 €). Les séances de 45 minutes minimum et les bilans tirent un peu la moyenne vers le haut.

Tous ces paramètres amènent l'acte moyen à AMO 11,8, donc à 28,32 € (source : CNAMTS). Malgré les refontes de la nomenclature, ce chiffre varie peu : il était de 11,3 en 1995.

Combien gagnent les orthophonistes ?

Examinons quelques statistiques :

• Sur un an, les honoraires moyens d'un orthophoniste libéral sont de 47 400 € (chiffre de 2006), dont 284 € en frais de déplacement. S'il travaille 45 semaines avec un acte moyen à AMO 11,8, cela signifie qu'il effectue 37 actes par semaine. Il est difficile d'en déduire un volume horaire : les actes n'ont pas tous la même durée minimale et chaque praticien est libre de les allonger. Cela n'inclut pas non plus le temps professionnel passé hors de la présence des patients. En outre, beaucoup d'orthophonistes prennent plus que 7 semaines de congés, jours fériés inclus.

• En 1995, la moyenne était de 35 000 € d'honoraires annuels. L'augmentation suit une courbe logarithmique : elle reste importante chaque année, mais moins qu'il y a 15 ans. Le fait que l'AMO stagne y est peut-être pour quelque chose. Les orthophonistes ont compensé en travaillant de plus en plus. Mais certains ont dû atteindre la limite du volume horaire qu'ils pouvaient supporter.

• 10 % des orthophonistes se placent en dessous de 25 000 € : c'est le premier décile.

• Le dernier décile contient ceux qui se situent au-dessus de 70 000 €, avec un record à 225 000 €.

Retenons la moyenne : si un orthophoniste français gagne 47 400 € et dépense 40 % en charges, son bénéfice est de 28 440 €, donc 2 370 € par mois. C'est honorable pour un Bac +4. Cela suffit aussi pour envisager de se constituer un patrimoine, tant que les dépenses familiales ne pèsent pas trop sur ce budget. Bien évidemment, pour espérer une retraite décente en partant de ces revenus, il faut définir une stratégie de très long terme, **épargner d'emblée et éventuellement utiliser un effet de levier** (ex : emprunter pour acheter un placement locatif). Les bons conseillers en gestion de patrimoine sont là pour y aider : ils ne refusent pas de s'occuper de quelqu'un qui gagne 2 370 € par mois.

• Quelques exemples de revenus

Reprenons l'idée d'un orthophoniste qui prend 7 semaines de congés par an et faisons fluctuer ses recettes en fonction de son activité hebdomadaire. Attention, nous parlons en termes d'actes réellement effectués et non d'actes prévus dans l'agenda : l'absentéisme peut s'avérer très dommageable.

Faisons ensuite varier légèrement le rapport charges / recettes : une partie des charges est fixe. Cela les rend plus difficiles à supporter pour ceux qui travaillent peu.

Nombre d'actes par semaine	30	40	60	80	100
Recette annuelle	38 232 €	50 976 €	76 464 €	101 952 €	127 440 €
Charges	45 %	40 %	37 %	33 %	30 %
Revenu annuel	21 028 €	30 586 €	48 172 €	68 308 €	89 208 €
Revenu mensuel	1 752 €	2 549 €	4 014 €	5 692 €	7 434 €

Bien évidemment, la colonne de droite représente très peu de monde, comme on l'a vu plus haut. En outre, celui qui pratique 100 actes par semaine ne parvient pas toujours à réduire ses charges jusqu'à 30 %. Pour les atteindre, il faut diminuer certaines charges fixes :

• L'idéal consiste à être membre d'une association : les frais du cabinet s'en trouvent fort réduits pour chacun.
• Il est aussi préférable de ne pas exercer dans une grande ville, où le prix du local, la taxe foncière et la CET pèsent plus lourdement qu'en zone rurale.
• Enfin, il vaut mieux habiter très près du cabinet et rouler avec un véhicule de petite cylindrée, pour réduire les frais de déplacement.

Comme on le voit, le système tel qu'il se présente favorise l'envie de travailler. Bien entendu, l'impôt sur le revenu peut venir calmer les ardeurs des plus vaillants, à cause de sa progressivité... Mais ceux qui affirment qu'il n'est pas intéressant de beaucoup travailler contribuent à diffuser un cliché sans fondement. Il faut d'ailleurs briser une idée reçue : un saut de tranche d'imposition n'est pas un drame, parce que le taux plus élevé ne concerne que la partie du revenu qui entre dans la tranche supérieure. Tout ce qui se trouve en deçà reste inchangé. L'impôt est progressif, mais de manière continue. Ce n'est pas un escalier. Il ne peut donc pas consommer intégralement le fruit d'un surcroît de travail.

2 Trésorerie

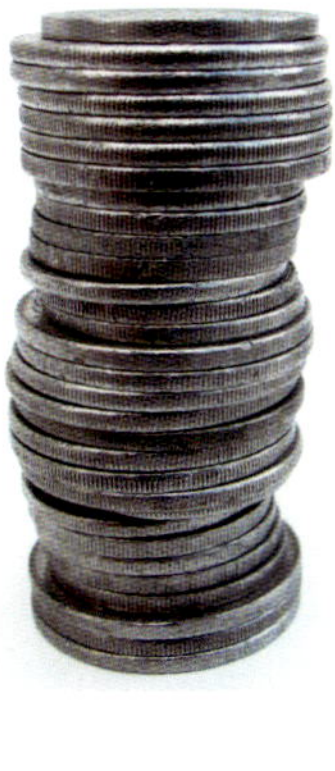

La trésorerie représente l'argent immédiatement disponible. Ces fonds doivent donc se trouver dans la caisse, sur les comptes courants de la banque, ou sur des livrets non bloqués. Ils doivent conserver une forte liquidité. Ils permettent d'assurer les dépenses sans se retrouver en permanence à découvert.

Durant les trois premières années d'exercice, la trésorerie revêt une importance capitale, pour préparer les gros rattrapages de charges d'URSSAF et de CARPIMKO.

Optimisation

Immobiliser de fortes sommes sur un compte courant présente un côté rassurant : on sait qu'on ne sera pas pris au dépourvu par un prélèvement que l'on aurait oublié de provisionner. Néanmoins, cette pratique s'avère plus satisfaisante pour la banque que pour le client : les sommes qui dorment sur les comptes courants constituent une manne que les banques font travailler. Le client, lui, voit l'inflation éroder sa trésorerie.

Il existe plusieurs méthodes permettant d'optimiser sa trésorerie. Citons-en deux :

- On peut écrémer toute somme dépassant un certain solde fixé à l'avance, en plaçant le surplus sur un compte rémunéré.
- Il est aussi possible de laisser en permanence un solde minime sur le compte professionnel : il faut alors pointer chaque semaine les prélèvements à venir et virer juste la somme nécessaire, le reste étant placé en permanence sur des comptes rémunérés. C'est plus contraignant, mais plus rémunérateur.

Une fois qu'on a décidé de faire travailler ses liquidités, il faut choisir le meilleur placement. Les banquiers proposent tout un éventail de produits destinés à cet usage. Pour trouver la meilleure solution, il vaut mieux comprendre de quoi ils parlent. Examinons donc les différentes possibilités.

Le livret A

Ce roi des placements a été créé par un autre roi : Louis XVIII. En 1818, il cherchait à solder les déficits générés par les guerres napoléoniennes. La Caisse d'Epargne a été fondée à cet effet. A présent, toutes les banques commercialisent le livret A. Seul le Crédit Mutuel continue à l'appeler « livret bleu », mais il s'agit du même concept.

Voici les caractéristiques du livret A :

- Minimum de versement : 1,50 à 15 € selon les banques
- Versements et retraits complètement libres
- Plafond de l'encours : 15 300 €
- Taux annuel : théoriquement toujours un peu supérieur à celui de l'inflation, pour préserver le pouvoir d'achat des Français. En 2008, il a culminé à 4%, avant de plonger à 1,25 % en 2009, suite à l'effondrement de l'inflation et des taux d'intérêt, puis de se redresser légèrement à 1,75 % l'année suivante.
- Les intérêts sont totalement exonérés d'impôts et de charges sociales. Le livret A est donc un petit paradis fiscal.
- Fonctionnement par quinzaines : pour engranger des intérêts, il faut qu'une somme ait séjourné 15 jours entiers sur le livret. Il vaut donc mieux déposer l'argent le 30 ou le 15 du mois, mais le retirer le 1er ou le 16.
- Versement des intérêts : début janvier, chaque année.
- Chaque Français, même mineur, peut posséder un livret A ; mais un seul.
- Bon à savoir : les intérêts cumulés permettent de dépasser le plafond de 15 300 €.

Sur le plan comptable, les virements vers le livret A passent en «prélèvement personnel». Pour régler des dépenses pro avec de l'argent du livret, il vaut mieux rapatrier d'abord la somme sur le compte pro («apport personnel» en comptabilité).

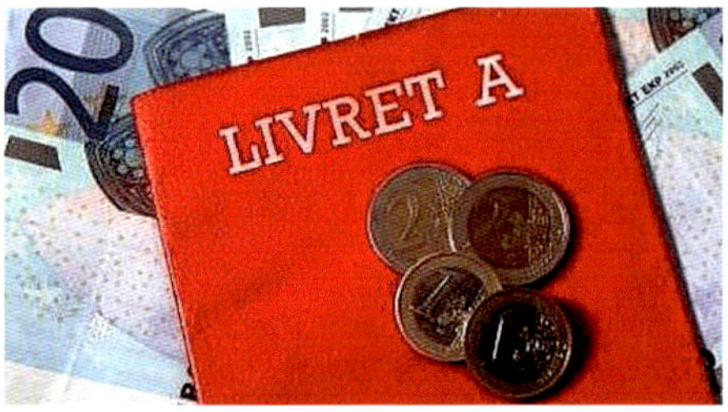

Le Livret de Développement Durable (LDD)

Le LDD est le nouveau nom du Codevi, depuis 2007. Il fonctionne exactement comme le livret A, sauf que son plafond est de 6 000 € au lieu de 15 300 €. Il constitue donc un excellent prolongement du livret A : au total, on peut placer 21 300 € de liquidités sans impôts ni prélèvements sociaux. Une fois cette somme atteinte, on peut songer à résilier les clauses des contrats de Prévoyance qui compensent les 3 mois de carence de la CARPIMKO, afin de faire baisser la cotisation. Mais ce n'est pas suffisant en cas d'invalidité.

Le Livret d'Epargne Populaire (LEP)

Le LEP fonctionne également comme le livret A, mais son taux est majoré d'un demi-point depuis août 2008. Son plafond est de 7 700 €. La mise minimale est de 30 €. On ne peut conserver un LEP qu'en début de carrière, ou en ayant beaucoup d'enfants : pour en avoir un, il ne faut pas payer plus de 757 € d'impôt sur le revenu (chiffre de 2010), d'où son adjectif «populaire».

Après les trois livrets totalement défiscalisés, examinons les autres placements sûrs à 100 %. Ils deviennent utiles quand on n'a qu'un livret A et un LDD, déjà pleins.

Le livret B, le compte sur livret (CSL) et les super livrets

Le livret B est juste le nom des CSL distribués par la Banque Postale et les Caisses d'Epargne. Ces comptes d'épargne ont un taux qui n'est pas régi par la loi. Les versements sont libres et sans aucun plafond. Les intérêts sont aussi calculés par quinzaines de jours. Les taux sont similaires (voire légèrement inférieurs) à celui du livret A, mais ils sont soumis à l'impôt sur le revenu et aux prélèvements sociaux, ce qui les rend peu intéressants

Les super livrets sont des CSL qui ne s'avèrent « super » que durant certaines périodes de promotion, avec des taux dopés pour attirer les nouveaux souscripteurs. Leurs plafonds sont très élevés.

Le Compte à Terme

Un compte à terme est en fait un prêt qu'on fait à son banquier : on lui laisse une somme pour une durée fixe ou variable (1 à 24 mois). En contrepartie, il verse des intérêts. Le taux est connu dès le départ. Il peut être fixe, ou progressif en fonction de la durée du placement. Le taux est meilleur si on y place une grosse somme, et si on la laisse longtemps.

Il est fixé en fonction du taux Euribor officiel, auquel la banque retire sa rémunération. On lui prête de l'argent, mais elle se rémunère (0,1 à 0,5%). Quand c'est elle qui nous en prête, elle se rémunère aussi...

Le capital n'est pas libre : si on sort avant le terme, la banque inflige des pénalités. Il faut donc être sûr de ne pas avoir besoin de la somme pendant la durée de placement. Mais il n'y a pas de frais d'ouverture, ni de fermeture.

La fiscalité est celle des CSL : 30,1 % maximum.

Le Compte Epargne Logement (CEL)

Ce compte rapporte peu mais permet d'obtenir des prêts peu chers pour acheter son logement ou y effectuer des travaux. L'argent y reste complètement disponible. Il faut y déposer 300 € minimum et le solde ne devra jamais descendre en dessous de ce montant. Chaque versement ultérieur sera de 75 € minimum. Ce livret est plafonné, contrairement aux CSL : 15 300 € maxi.

Chaque personne physique, majeure ou mineure, peut en avoir au maximum un. Il rapporte toujours moins que le livret A. Les intérêts sont exonérés d'impôt, mais soumis aux prélèvements sociaux.

Si l'on a un projet lié au logement et que le CEL est ouvert depuis au moins 18 mois, on peut obtenir un prêt d'un montant maximum de 23 000 €, à un taux avantageux. En cas d'emprunt, l'Etat verse une «prime d'Etat» égale à la moitié des intérêts perçus sur le CEL, dans la limite de 1 144 € à chaque emprunt. Cette prime dope le rendement.

La formule de calcul de la somme qu'on peut emprunter est simple : elle correspond à la somme des intérêts bancaires capitalisés sur le CEL, multipliée par 1,5. Si vous avez accumulé au total 1 000 € d'intérêts depuis son ouverture, vous pourrez donc emprunter 1 500 € à 3,5% et l'Etat vous versera une prime de 750 €.

En résumé, si on n'a aucun projet pour concernant le logement, le CEL ne présente aucun intérêt. La trésorerie y sera moins bien rentabilisée que sur un livret A. Mais c'est une solution intéressante pour des travaux. Le tout est de les prévoir suffisamment longtemps à l'avance, pour accumuler assez de droit à prêt en faisant tourner les liquidités dessus.

Bon à savoir : le CEL peut aussi servir pour l'achat d'un bien à louer, et même l'achat de parts de SCPI comportant au moins 90% de logements d'habitation. Il en est de même pour le Plan Epargne Logement, que nous ne décrirons pas ici parce qu'il ne se prête pas à un placement de liquidités.

Les SICAV monétaires.

Une SICAV est une Société d'Investissement à Capital Variable, donc une sorte d'association d'épargnants qui se mettent ensemble pour acheter des produits financiers. Les SICAV monétaires sont considérées comme sûres (mais pas garanties par l'Etat comme le livret A). Leur taux dépend de plusieurs indicateurs du marché monétaire. Le capital est complètement disponible : on vend ses SICAV quand on veut.

Autre gros avantage des SICAV monétaires : elles ne sont pas systématiquement soumises à l'impôt, contrairement aux comptes sur livrets. Celui qui ne dépasse pas 25 830 € de ventes de titres (actions, obligations, SICAV) sur une année, ne paiera que les prélèvements sociaux. Seule contrainte : acheter des SICAV monétaires «de capitalisation» (les gains n'y sont pas distribués mais réinvestis). Si les 25 830 € de cessions sont dépassés, les gains sont imposés comme ceux du CSL (30,1 % maximum).

Petit inconvénient tout de même : pour ne pas avoir de frais bancaires lors de l'achat, il faut généralement choisir une SICAV de sa banque. Le choix s'avère alors restreint et il faut faire la part des choses : mauvaise SICAV sans frais ou excellente SICAV avec frais ?

Attention, la crise de la fin des années 2000 a rendu momentanément ce placement de liquidités sans intérêt, mais il reste à surveiller. Il est aussi question de faire disparaître le seuil de 25 830 €.

Les fonds en euros des assurances-vie.

Il est possible d'utiliser le fonds en euros d'une assurance-vie sans frais d'entrée pour ses liquidités. Même si le contrat n'a pas encore 8 ans, il peut arriver, comme en 2010, que les fonds en euros rapportent davantage que le livret A, même après impôt et prélèvements sociaux. Mais les apports et les retraits sont moins immédiats qu'avec un livret.

3 La loi Madelin

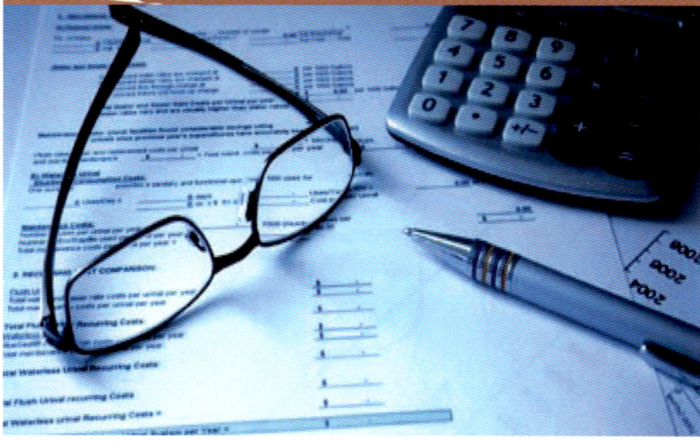

La France compte 2 millions de travailleurs non salariés et non agricoles.

En 1994, Alain Madelin était ministre du commerce et de l'artisanat. Constatant que la protection sociale obligatoire des professions libérales, des commerçants et des artisans laissait à désirer, il a cherché à les inciter à constituer eux-mêmes un complément de protection sociale. Cela concerne la complémentaire santé, l'épargne de prévoyance et l'épargne retraite. Les conjoints collaborateurs peuvent aussi y prétendre.

Les cotisations sont déductibles du revenu professionnel imposable : elles entrent dans la case BU de la déclaration 2035. En revanche, elles sont réintroduites par l'URSSAF et la CARPIMKO dans leurs calculs de cotisations.

La complémentaire santé

On peut d'abord se demander s'il faut cotiser à une complémentaire santé : chaque année, ces contrats voient leurs cotisations augmenter et le nombre de médicaments remboursés se réduire. Ils font aussi l'objet d'une surtaxe pour financer la Couverture Maladie Universelle (CMU) des personnes démunies.

Mais pour être certain de ne pas avoir besoin d'une complémentaire santé, il faut que toute la famille remplisse les conditions suivantes :

- Ne jamais tomber malade.
- Ne jamais avoir d'accident.
- Ne pas avoir de trouble de la vue ni de l'ouïe.
- Ne jamais aller chez le dentiste.

Il est possible de se couvrir uniquement contre les risques liés à l'hospitalisation, ou de prendre une complémentaire dont on choisira les différentes protections en fonction de ses besoins et de son aversion au risque, comme pour toute assurance. Mais quoi qu'il en soit, il serait dommage de ne pas choisir un contrat Madelin : cela ne présente que des avantages (financiers).

Indemnités journalières et invalidité

Comme nous l'avons vu au chapitre 2, les auxiliaires médicaux libéraux sont nettement moins bien protégés que les salariés, en cas d'arrêt de travail pour maladie ou accident, puis en cas d'invalidité. Les assureurs et les mutuelles proposent des assurances contre ce risque, dans le cadre de la loi Madelin.

Les prestations proposées s'avèrent diverses :

- Versement d'indemnités journalières avant les 90 jours de carence de la CARPIMKO. On peut passer la franchise de 90 à 30, 15 ou 0 jour(s), selon la cotisation que l'on est prêt à payer.

- Versement d'indemnités journalières entre le 90ème et le 365ème jours, donc en complément de celles de la CARPIMKO, qui s'élèvent à 45,43 € par jour (montant de 2010).

- Remboursement des seuls frais professionnels : indemnités journalières permettant de régler les frais généraux, tels que les loyers, les taxes, les assurances professionnelles...

• Capital invalidité : il permet de financer une reconversion ou de procéder aux différents aménagements qui améliorent de nouvelles conditions de vie. En fonction du taux d'invalidité, on ne touche qu'un pourcentage variable du capital souscrit à l'origine. Attention, on peut être inapte à exercer sa profession, sans percevoir la rente invalidité de la CARPIMKO, tout simplement parce qu'elle considère qu'on peut changer de métier.

• Rente d'invalidité : elle complète la rente invalidité de la CARPIMKO (3097,50 € par trimestre en 2010) pour maintenir le niveau de vie. Son montant est calculé en fonction du taux d'invalidité. Selon le choix à l'adhésion, elle peut être versée jusqu'à 60 ou 65 ans, ou même prolongée au-delà de 65 ans par un complément viager.

• Risque décès : on peut souscrire des garanties permettant un capital décès versé aux proches, une rente éducation pour les enfants ou une rente pour le conjoint.

Faut-il absolument souscrire ce type de contrat ?

S'ils étaient peu onéreux, tout le monde se devrait d'en avoir un. Pour obtenir des garanties qui mettent réellement à l'abri du besoin, il faut cotiser intensément. Si votre aversion au risque est forte, il vaut mieux en souscrire un durant toute votre carrière. Durant les premières années suivant l'installation, c'est aussi préférable : on n'a pas encore la réserve financière suffisante pour supporter un gros souci inattendu .

Au-delà des premières années, il faut bien séparer **deux risques différents** :

• L'interruption passagère d'activité (ex : jambe cassée). Dans ce cas, une trésorerie substantielle permet de passer le cap. Si on travaille beaucoup durant les premières années, cette trésorerie s'obtient sans peine.

• L'invalidité définitive. Sur ce plan, investir dans l'immobilier (en direct ou en SCPI) peut constituer une solution. En cas d'invalidité totale, les assurances des prêts rembourseront les crédits à la place du souscripteur, qui continuera à percevoir les loyers. Il faut avoir acheté plusieurs biens pour que ce raisonnement tienne, bien sûr. Le tout est de commencer tôt et de se montrer très sélectif dans ses investissements sans signer la première proposition d'un démarcheur. Il faut aussi analyser finement les clauses de l'assurance du prêt, pour être certain qu'elle couvre l'incapacité à exercer l'orthophonie et non uniquement l'incapacité à exercer toute activité professionnelle.

L'épargne retraite Madelin

Il existe deux types de contrats retraite Madelin : les contrats à points et les multisupports. Dans les premiers, les versements achètent des points (comme à la CARPIMKO) qui seront convertis en euros lors de la retraite. Le principe de base de des seconds est assez simple, puisqu'il repose sur celui de l'assurance-vie multisupport. Certains assureurs proposent un vaste choix de fonds d'investissements : on peut y verser sur un fonds en euros peu risqué, mais aussi sur des fonds obligataires ou des fonds en actions plus périlleux mais au rendement meilleur à long terme. Ces derniers peuvent contenir des valeurs cantonnées à un secteur d'activité précis ou à une zone géographique. Comme pour toute assurance-vie, on peut gérer la répartition des fonds soi-même, ou la déléguer à l'assureur. Les gérants commencent généralement par placer les sommes collectées sur des placements à risque, pour obtenir le meilleur rendement possible. Puis ils sécurisent au fur et à mesure, pour arriver à la retraite avec une épargne sûre.

Voici quelques caractéristiques majeures des contrats retraite Madelin :

• On déduit les cotisations de l'impôt sur le revenu (voir plus haut).
• On s'engage à cotiser un minimum par an. Ce plancher est fixé lors de la signature. Si on saute une année, le fisc peut demander être remboursé des déductions des 3 dernières années.
• Il y a aussi un maximum, qui dépend des revenus : les cotisations sont déductibles jusqu'à 10 % des revenus imposables, dans la limite de 8 fois le Plafond Annuel de la Sécurité Sociale (donc 34 620 x 8 = 276 960 € en 2010). A ces 10 % s'ajoutent 15 % des revenus compris entre 1 et 8 fois le PASS.

• Par exemple,

pour un bénéfice de 40 000 €, on peut déduire :

4 000 € (40 000 x 10%) + 807 € [(40 000 – 34 620) x 15%] = 4 807 €

Si le contribuable de cet exemple se trouve dans la tranche marginale d'imposition à 30 % et qu'il verse ce maximum de 4 807 €, son effort d'épargne réel ne sera que de 3 365 €, grâce à la déduction Madelin. Mais l'Etat se rattrapera durant la retraite.

• Sauf en cas de faillite ou d'invalidité, on ne peut sortir qu'en rente, et cette rente sera soumise à l'impôt. En assurance-vie traditionnelle, on a le choix entre les sorties en rente et en capital (très peu taxées). La rente est calculée en fonction d'une table de mortalité. Avec l'augmentation de l'espérance de vie, la rente prévue baisse à chaque révision des tables. Dans beaucoup de contrats Madelin, la rente est fixée au début de la retraite. Cela peut s'avérer très dangereux. Voici ce que disait la MACSF lors de la dernière révision des tables : «l'application des nouvelles tables pourrait avoir pour effet, la première année, d'améliorer la retraite des hommes de l'ordre de 1% et de diminuer celle des femmes de l'ordre de 10%». Il existe heureusement certains contrats où la table de mortalité est figée dès la signature.

• Les sommes versées ne sont pas assujetties à l'impôt sur la fortune, parce que le capital n'est pas disponible.

• En cas de décès prématuré, les bons contrats prévoient la réversion immédiate de la rente au bénéficiaire désigné.

• La réversion au conjoint et / ou aux enfants se limite souvent à 60 % de la rente prévue. Mais certains contrats la portent à 100 %. Il s'agit d'un point important, vu la faiblesse de la pension de réversion de la CARPIMKO.

On trouve donc ici un cadre fiscal inversé, par rapport à celui de l'assurance-vie traditionnelle où la défiscalisation intervient sur les retraits (après 8 ans) et non sur les cotisations. Et le souscripteur en Madelin subit davantage de contraintes, puisqu'il s'engage à cotiser.

On ne peut pas affirmer qu'il soit judicieux pour tout le monde de défiscaliser maintenant pour payer l'impôt durant la retraite. Si l'on tient à fabriquer sa retraite en assurance-vie, il vaut mieux prendre un contrat Madelin ET un contrat traditionnel, dont les usages seront différents. Mais quel que soit le dispositif fiscal choisi, **il ne faut pas se préoccuper de sa retraite à la fin de sa carrière : le temps d'épargne est un allié précieux**. Voici un petit calcul simple pour s'en convaincre : pour avoir un complément mensuel de retraite de 2 000 € issu d'un placement rapportant 3 %, il faut avoir capitalisé 800 000 € ! Ce n'est pas en commençant à épargner à 50 ans qu'un orthophoniste pourra espérer atteindre un tel montant, même s'il attend 67 ou 70 ans pour cesser son activité...

4 La comptabilité

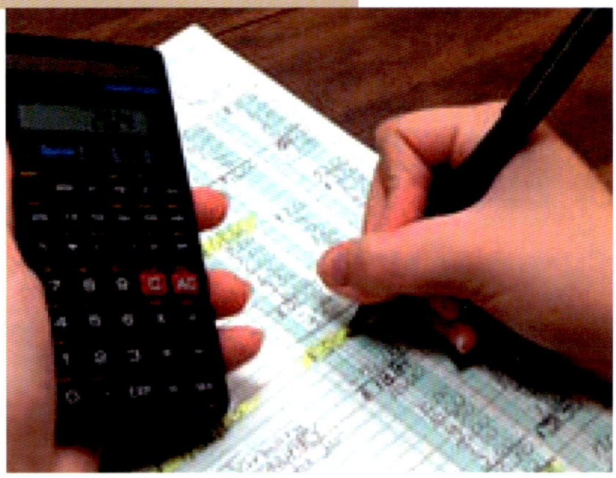

Les travailleurs indépendants relevant du régime des bénéfices non commerciaux sont soumis à des obligations comptables, détaillées dans le Code Général des Impôts (CGI). Comme nous l'avons vu au chapitre 2, dès lors que leur chiffre d'affaire dépasse 32 100 € (chiffre de 2010), ils entrent obligatoirement dans le « régime de la déclaration contrôlée » et doivent remplir chaque année une déclaration 2035 et ses annexes. En dessous de ce seuil, ils peuvent opter pour le régime micro-BNC, mais ce n'est pas une obligation.

Comme nous allons le voir, la comptabilité d'un orthophoniste n'est pas une tâche complexe : le bénéfice non commercial impose nettement moins d'obligations comptables que ce que l'on demande aux commerçants et aux artisans. Il faut juste respecter certains points que nous allons détailler ici, sans fournir une formation complète à la comptabilité BNC, qui nécessiterait un ouvrage entier. Les formations organisées par les associations de gestion revêtent à cet égard un intérêt indéniable.

Le livre-journal

Article 99 du CGI : «Les contribuables soumis obligatoirement au régime de la déclaration contrôlée ou qui désirent être imposés d'après ce régime sont tenus d'avoir un livre-journal servi au jour le jour et présentant le détail de leurs recettes et de leurs dépenses professionnelles.»

Ce livre-journal peut être acheté dans une papeterie ou être inclus dans un logiciel de comptabilité. Les grands logiciels de gestion de cabinet et de télétransmission incluent souvent ce type d'application. Mais quel que soit le support, la comptabilité doit être tenue au jour le jour. Certes, c'est une contrainte, mais outre le fait que ce soit une obligation légale, on peut y voir un avantage : cela permet d'avoir une idée de son bénéfice en cours d'année. Il est ainsi possible d'ajuster au mieux ses horaires de travail et ses dépenses professionnelles.

Que le support soit informatisé ou pas, chaque opération notée dans le livre-journal doit comporter une **série d'informations** :

- La date de l'opération, et non la date de son enregistrement à la banque.
- Le type d'opération : recette, dépense, virement interne, opération diverse.
- Le mode de paiement.
- Le libellé de l'opération, qui explique son objet. Cela permet aussi de la ventiler dans la bonne rubrique du plan comptable, donc dans la bonne ligne de la déclaration 2035.
- L'identité du patient, si c'est une recette. Dans le cas des personnes soumises à un secret professionnel, le fisc admet que l'identité du « client » puisse être remplacée par une référence à un document annexe. Mais ce document doit pouvoir être fourni à l'administration fiscale si elle le désire. Il faut donc tenir, à côté du livre-journal, un registre des encaissements où figureront les noms des patients. Nous en avons mis un en ligne à cette adresse, le lecteur pourra le modifier à loisir :

http://orthophonie-et-patrimoine.blogspot.com/2009/03/cadeau-tableau-des-recettes.html

Les recettes

Elles figurent sur la ligne 1 de la déclaration 2035. On y trouve les honoraires issus de l'activité libérale, les remboursements de frais (ex : frais de déplacement à une réunion), les débours remboursés par les patients et les honoraires rétrocédés par des collègues (mais pas par un collaborateur).

La ligne 3 de la déclaration 2035 permet de déduire les honoraires que l'on rétrocède à un collègue. S'ils dépassent 600 €, il faut aussi les noter dans une déclaration DAS2 (cf chapitre II-4).

La ligne 5 comporte les produits financiers, tels que les intérêts versés sur les comptes professionnels rémunérés.

La ligne 6 permet d'inscrire toutes les entrées d'argent qui n'entrent pas dans les catégories ci-dessus, d'où son intitulé « Gains divers ». Son côté fourre-tout incite d'ailleurs les associations de gestion à nous demander de les détailler. On peut y trouver par exemple :

- Les aides à la télétransmission, versées par la CPAM.
- Les rétrocessions d'un collaborateur, quand on est le titulaire.
- Les indemnités journalières pour maladie ou maternité, versées par la CPAM, la CARPIMKO ou les assurances des contrats de prévoyance Madelin
- Le bonus perçu lors de l'achat d'un véhicule peu polluant, s'il est inscrit au registre des immobilisations.

La ligne 7 de la 2035 récapitule ces données et fournit le montant global des recettes.

Les dépenses

Pour qu'une dépense soit déductible de l'impôt sur le revenu, il faut qu'elle respecte plusieurs conditions :

- Elle doit être nécessitée par l'exercice de la profession.
- Le paiement doit être effectué durant l'année d'imposition.
- Il faut déduire le montant réellement payé (et non un devis, par exemple).
- Un justificatif doit pouvoir être fourni.

Certaines dépenses doivent être « amorties », donc déduites sur plusieurs années. Nous les examinerons dans le paragraphe suivant. Mais les autres doivent être déduites d'un coup, en les ventilant dans les différentes rubriques comptables dont voici la liste :

Achats : ce sont les fournitures et les produits revendus aux patients. Cette ligne ne concerne donc généralement pas les orthophonistes.

Salaires nets et avantages en nature : il faut y noter les salaires versés après déduction des charges sociales. Celui que l'ont peut verser à son conjoint entre aussi dans cette rubrique, s'il fait l'objet de versements de charges sociales. On note aussi ici les indemnités versées au personnel, les avantages en espèces (ex : ticket repas) et les aides payées au titre du chèque emploi service universel.

Charges sociales sur salaires : part patronale et part ouvrière des charges sociales liées aux salaires de la précédente rubrique.

Taxe sur la valeur ajoutée : les orthophonistes conventionnés tiennent une comptabilité hors taxe. Cette ligne ne les concerne donc pas.

Taxe professionnelle : cette rubrique devrait être remplacée par la nouvelle contribution économique territoriale (CET).

Autres impôts : taxe sur les salaires, contribution à la formation professionnelle (payée à l'URSSAF), taxe foncière (si le cabinet est inscrit au registre des immobilisations), taxe d'enlèvement des ordures ménagères, malus d'une voiture (inscrite au registre des immobilisations), droits d'enregistrement et frais de timbre. Mais on ne peut pas déduire l'impôt sur le revenu, la taxe d'habitation, les pénalités de retard, ni les amendes pénales.

CSG déductible : on ne peut porter ici que la fraction déductible de la CSG-CRDS payée à l'URSSAF (5,1/8). L'autre partie est perdue.

Loyer et charges locatives : il ne faut pas y mettre les dépôts de garantie, qui ne sont pas déductibles. En revanche, il faut y inscrire la taxe foncière qu'un orthophoniste locataire rembourse à son propriétaire. Attention, si le local sert aussi de logement, il faut appliquer une quote-part pour ne déduire que la partie professionnelle.

Location de matériel et de mobilier dont redevances de collaboration : attention de ne pas noter ici le leasing d'une voiture, qui entre dans « frais de véhicule ». Les collaborateurs doivent noter le total de leurs rétrocessions à part dans la case BW de la déclaration 2035, puis les incorporer avec les locations de matériel et de mobilier dans la case BG.

Entretien et réparations : ce sont les dépenses visant à maintenir en bon état les locaux, le matériel (sauf les véhicules) et les meubles. Les frais liés à un agrandissement ou à un réaménagement ne sont pas à noter ici : il faut les inscrire au registre des immobilisation et les amortir sur plusieurs années.

Personnel intérimaire : sommes versées aux entreprises de travail temporaire.

Petit Outillage : il faut inscrire ici le matériel dont la valeur n'excède pas 500 € HT (598 € TTC), y compris les logiciels. Concernant les meubles, on ne peut pas déduire dans cette rubrique l'équipement d'origine du cabinet, ni un renouvellement global. Il faut alors passer par le registre des immobilisations, même en dessous de 598 € TTC.

Chauffage, eau, gaz, électricité : comme pour les loyers, si le local sert aussi de logement, il faut appliquer une quote-part.

Honoraires ne constituant pas des rétrocessions : il faut inscrire les honoraires correspondant à des prestations, telles que l'adhésion à une association de gestion ou les honoraires d'un comptable. Ces sommes, dès qu'elles dépassent 600 € par an et par bénéficiaire, doivent être notées dans la déclaration DAS 2, au même titre que les honoraires rétrocédés.

Primes d'assurances : il s'agit de l'assurance responsabilité civile professionnelle et de celle du cabinet. Si l'on est propriétaire et que le local est inscrit au registre des immobilisations, l'assurance des murs doit aussi être inscrite ici. Comme toujours, en cas d'usage mixte du local, il faut déduire la seule partie professionnelle. Attention, il ne faut pas porter ici les assurances Madelin, qui sont des charges sociales facultatives, ni l'assurance des véhicules, qui entrent dans la rubrique « frais de véhicules ».

Frais de véhicule : ce sujet est complexe, nous le détaillons plus loin.

Autres frais de déplacement : ce sont les frais de voyages professionnels (transport et séjour) et les frais de repas. Concernant les frais de repas pris au cabinet, ils sont très réglementés. Il faut absolument qu'ils ne soient pas le résultat de convenances personnelles : l'éloignement entre le cabinet et le domicile doit être réel, sans pour autant être démesuré. Il faut aussi pouvoir produire tous les justificatifs, comme pour toute dépense professionnelle. Si ces deux conditions sont réunies, on peut déduire la partie de la dépense de repas située entre 4,35 et 16,80 € (montants de 2010). Exemples :

- Pour un repas à 8 €, la déduction sera de 8 - 4,35 = 3,65 €

- Pour un repas à 20 €, le plafond sera retenu et la déduction sera de 16,80 - 4,35 = 12,45 €

Charges sociales personnelles obligatoires : il s'agit des cotisations à la CARPIMKO et à l'URSSAF, dont on aura ôté la CSG-CRDS et la CFP. La CSG-CRDS déductible dispose de sa propre rubrique, comme on l'a vu. La contribution à la formation professionnelle, elle, entre dans « autres impôts ».

Charges sociales personnelles facultatives : on place ici les cotisations déductibles dans le cadre de la loi Madelin (voir chapitre V-3).

Frais de réception, de représentation et de congrès : comme toujours, ces frais ne sont déductibles que s'ils présentent un rapport direct avec la profession. La loi permet d'y inclure les frais de repas pris au restaurant durant des formations ou des congrès, ou pris à domicile pour un « repas d'affaires ». En revanche, les frais de repas, de transport et de séjour du conjoint ne sont pas déductibles.

Fournitures de bureau, frais de documentation, de correspondance et de téléphone : les fournitures de bureau, comme le petit outillage, ne peuvent être déduites que si elles restent sous la barre de 500 € HT (598 € TTC). La documentation n'est déductible que si elle présente un rapport avec la profession, mais la jurisprudence admet aussi de noter dans cette rubrique les revues généralistes ou enfantines déposées dans la salle d'attente. Concernant la téléphonie, cela englobe aussi l'internet et le fax éventuels. Comme toujours, si l'usage est mixte, il faut appliquer une quote-part pour ne pas déduire l'utilisation personnelle.

Frais d'acte et de contentieux : on enregistre dans cette rubrique les frais de greffe (ex : constitution d'une SCM) et d'enregistrement d'actes notariés liés à la profession (ex : achat d'une place de parking), lorsqu'ils ne sont pas effectués lors de l'installation. On y entre aussi les éventuels frais de contentieux professionnels.

Cotisations syndicales et professionnelles : il s'agit des cotisations à la FNO ou à la FOF, mais aussi à des associations comme Orthophonistes du Monde.

Autres frais divers de gestion : on y trouve, pêle-mêle :

- les cadeaux professionnels
- l'achat de cartes de crédit
- les pourboires
- l'achat et le blanchissage de vêtements de travail, s'ils sont réellement nécessités par l'exercice de la profession (ex : une blouse blanche), ce qui s'avère assez rare en orthophonie
- les annonces dans la presse locale (attention de ne pas tomber dans la publicité)
- les frais de déménagement du cabinet
- la formation professionnelle du titulaire, de son conjoint-collaborateur et de ses éventuels salariés
- les frais d'études universitaires si on a perçu un revenu non commercial dans la même année.

Frais financiers : on déduit dans cette rubrique les intérêts des emprunts contractés pour les dépenses d'installation (y compris le local s'il est inscrit au registre des immobilisations), pour un droit de présentation ou pour l'acquisition de parts dans une SCM ou une SCP. On y note aussi les frais de banque et les agios et intérêts de découverts bancaires, s'ils ne font pas dû à une convenance personnelle (ex : vider artificiellement le compte professionnel pour placer des sommes à titre privé).

Pertes diverses : on entre ici tout ce qui n'entre pas dans les rubriques précédentes, comme par exemple le vol de matériel professionnel. Mais l'indemnité versée par l'assurance doit être entrée dans les recettes. Les vols d'espèces au cabinet ne sont pas déductibles, en revanche.

Frais d'établissement : ce sont les dépenses effectuées lors de l'installation du professionnel. On y trouve les frais d'acquisition des éléments affectés à l'exercice du métier (commissions, frais notariés), les frais de « premier établissement » (frais de prospection, de recherche, d'étude) et les frais de constitution d'une société. Les frais de premier établissement peuvent être étalés sur un à cinq ans, sur simple demande au fisc. Si des frais d'établissement sont constatés avant le début de l'activité, ils créent un « déficit catégoriel » que l'on impute sur le revenu global.

Dotation aux amortissements : voir le paragraphe ci-dessous.

Le registre des immobilisations

Outre le livre-journal et le registre des encaissements, un orthophoniste libéral doit tenir un registre des immobilisations, comme le précise encore l'article 99 du CGI :

«Ils [les contribuables assujettis au régime BNC] doivent en outre tenir un document appuyé des pièces justificatives correspondantes, comportant la date d'acquisition ou de création et le prix de revient des éléments d'actif affectés à l'exercice de leur profession, le montant des amortissements effectués sur ces éléments, ainsi qu'éventuellement le prix et la date de cession de ces mêmes éléments.»

Ce registre permet de remplir les pages 2 et 3 de la déclaration 2035. Une immobilisation est un bien dont la valeur dépasse 500 € HT (598 € TTC) et dont la durée d'utilisation dépasse un an. On ne peut pas déduire ce type d'achat en un coup, il faut l'étaler sur plusieurs années. Les immobilisations peuvent être :

- corporelles, comme le cabinet, un ordinateur, une encyclopédie...
- incorporelles, comme un droit au bail
- financières, comme des actions ou des obligations détenues à titre professionnel

Certains biens doivent obligatoirement entrer dans le registre (ex : le droit de présentation de clientèle, les parts de SCM), mais pour d'autres, on a le choix (ex : la voiture, le local pro). Le fait de les maintenir dans le patrimoine privé permet de ne pas payer d'impôt sur la plus-value professionnelle lors de la revente ; mais cela empêche de les déduire de ses impôts pendant le temps où on les possède. Si on place un bien dans le registre des immobilisations, on va pouvoir l'amortir, c'est-à-dire en déduire une partie pendant plusieurs années (ex : 20% pendant 5 ans), jusqu'à ce qu'on ait déduit la somme entière.

Concrètement, on note dans ce registre des immobilisations :

- le nom de ce bien (ex : encyclopédie)
- la date d'acquisition
- le prix d'acquisition
- le mode d'amortissement : linéaire (la même somme du début à la fin) ou dégressif (on déduit plus au début et moins à la fin)
- le taux ou la durée d'amortissement, ce qui revient au même. Ex : 20% par an = 5 ans.

Tant qu'un bien sert encore pour travailler, il doit rester dans le registre, même si l'amortissement est terminé. S'il est revendu à ce moment-là, une plus-value est réalisée. Elle doit être inscrite dans la page 3 de la déclaration 2035. Si la cession intervient pendant la période d'amortissement, on compare le prix de vente avec le montant qui restait à amortir. Cela donne une plus-value ou une moins-value.

Voici quelques durées d'amortissement admises par le fisc, pour les biens qui dépassent 500 € HT :

- toiture : 20 ans
- façade : 20 à 40 ans
- ascenseur : 20 ou 25 ans
- plomberie : 25 ans
- climatisation : 20 ans
- électricité : 15 à 25 ans
- chauffage : 20 à 30 ans
- revêtements de sol : 7 à 12 ans
- matériel informatique : 3 ans, dégressif autorisé
- mobilier : 10 ans

• Un cas particulier : les frais de véhicules

Si on utilise un véhicule pour travailler (trajets domicile-travail, visites à domicile, formations), on peut choisir d'utiliser le barème kilométrique : dans ce cas, on ne déduit pas les dépenses réelles et on n'amortit pas le véhicule. On se contente de compter ses kilomètres et d'appliquer le barème établi par le fisc chaque année. Ce système permet d'effectuer moins d'écritures et d'aboutir généralement à une meilleure déduction que le régime réel. Il incite à posséder une grosse voiture, puisqu'il est plafonné à 13 chevaux fiscaux. Il est intéressant de noter qu'en plus du forfait kilométrique, il est possible de déduire les frais de garage, la carte grise et les dépenses imprévisibles comme les réparations qui suivent un accident.

Mais on peut aussi choisir de déduire les frais réels. Dans ce cas, le véhicule doit entrer dans le registre des immobilisations. On détermine ensuite le pourcentage d'utilisation réellement professionnelle de la voiture : par exemple, si elle est utilisée à 50% pour travailler et qu'on achète des pneus à 400 €, on ne déduira que 200 €.

Le gros avantage des frais réels, concernant la voiture, est de pouvoir l'amortir. Autre point à savoir : il est impossible d'acheter un véhicule luxueux à 50 000 € et de l'amortir à raison de 10 000 € par an : l'Etat accepte 18 300 € maxi, à étaler sur 5 ans. Et seulement 9 900 € si la voiture émet plus de 200 g de CO_2 par km.

Exemple de calcul d'amortissement de voiture :

Mme Martin a acheté le 1er juillet un monospace à 26 000 €, qu'elle utilise à 30 % pour son travail. Elle va l'amortir sur 5 ans (donc 20 % par an).

1ère année :

Amortissement à inscrire dans le registre des immobilisations :
26 000 x 20% x 6/12 = 2 600 €
Mais Mme Martin n'a le droit de déduire réellement que 18 300 € au lieu de 26 000 €. Elle doit donc réintégrer dans la case «divers à réintégrer» :

- la fraction excédentaire : (26 000 - 18 300) x 20% x 6/12 = 770 €
- l'usage privé de son Scénic : (2 600 - 770) x 70 % = 1 281 €

Soit un total à réintégrer de 2 051 €

Donc sur la déclaration 2035, Madame Martin porte 2 600 € dans la ligne 41 «dotation aux amortissement» et 2 051 € dans la ligne 36 «divers à réintégrer». Elle ne déduit donc que 549 € pour cette première année, au titre de l'amortissement du monospace.

2ème à 5ème année :

Elle possède le monospace toute l'année, pas seulement 6 mois. Tous les chiffres sont donc à multiplier par 2.

6ème année :

On retrouve les chiffres de la première année, parce que l'amortissement se termine en juin.

Total sur 5 ans :

L'amortissement aura été réellement de 5 490 €, au lieu de 7 800 € si le plafond de 18 300 € n'existait pas. Attention, la plus-value professionnelle, si Madame Martin en réalise une en revendant son Scénic, sera calculée sur la base de 26 000 € (valeur réelle d'achat) et non 18 300 € !

Il est utile de maîtriser tous ces rouages pour bien optimiser sa déclaration 2035 et choisir le système le plus favorable sur le plan fiscal. Quand on change de voiture, il est donc judicieux de conserver toutes les factures, pour comparer en fin d'année les deux systèmes possibles (frais réels / forfait kilométrique).

Enfin, il faut savoir que l'on peut rester au forfait kilométrique et inscrire la voiture au registre des immobilisations. Cela ne permet pas de déduire un amortissement (il est réintroduit en bas de la page 2 de la 2035), mais cela autorise à déduire, en plus du forfait kilométrique :

- les intérêts du crédit qui a permis de l'acheter
- une éventuelle moins-value lors de la revente

Jusqu'en 2005, l'inscription du véhicule au registre des immobilisations posait un problème : lors de la revente de la voiture, si le contribuable vendait sa voiture pour un montant plus élevé que ce qui restait à amortir, il devait payer un impôt sur la plus-value. La page 3 de la déclaration 2035 sert à cela, comme nous l'avons vu.

Mais depuis le 1er janvier 2006, les plus-values sont exonérées si le professionnel libéral réunit ces trois conditions, ce qui est généralement le cas des orthophonistes (source : code général des impôts, art. 151 septies) :

- Il doit exercer depuis au moins 5 ans son activité libérale.
- Il ne doit pas gagner plus de 90 000 € de recettes sur l'année considérée.
- Le bien vendu ne doit pas être un terrain à bâtir.

Quand on se trouve dans ce cas, il semble dommage de ne pas inscrire un véhicule acheté à crédit au registre des immobilisations, même si l'on opte pour le forfait kilométrique : cela reviendrait à se priver volontairement de la déduction des intérêts d'emprunt.

L'état de rapprochement bancaire

Tous les ans, les associations de gestion demandent à leurs membres de remplir un état de rapprochement bancaire. C'est pour elles un moyen contrôler la comptabilité : cela leur permet de comparer le solde des comptes bancaires calculé au 31 décembre, avec le solde réel du relevé du (ou des) compte(s) bancaire(s) professionnel(s).

Bien des praticiens font leur comptabilité en se contentant de recopier les relevés mensuels des banques. Mais cela pose des problèmes de dates, en fin d'année :

- Les honoraires payés par les patients et les rétrocessions encaissées en décembre doivent être comptabilisés en décembre, même s'ils figurent sur le relevé de janvier parce qu'on les a déposés trop tard à la banque.
- Même chose pour les dépenses professionnelles et les rétrocessions payées en décembre mais encaissées en janvier par leur bénéficiaire.

A l'inverse, les séances de décembre réglées en janvier doivent figurer sur la comptabilité de janvier.

Les deux éléments ci-dessus entraînent généralement un décalage entre le solde comptable, obtenu dans le livre sur papier ou le logiciel de comptabilité, et le solde réel indiqué par la banque au 31 décembre. L'état de rapprochement bancaire permet donc de rapprocher ces deux soldes.

On procède de la manière suivante :

- On y note le solde comptable
- On ajoute les dépenses non enregistrées par la banque le 31/12.
- On ôte les recettes non enregistrées par la banque le 31/12.
- Normalement le résultat soit correspondre au solde inscrit sur le relevé de la banque.

Si ce n'est pas le cas, il peut s'agir d'erreurs de saisie (mauvais montant, mauvais compte, écriture non enregistrée), de chèques émis mais jamais encaissés, ou de frais bancaires passés inaperçus, par exemple. L'idéal, bien entendu, est de pratiquer un rapprochement bancaire soi-même tous les mois, au lieu d'un par an. Cela stresse moins en cas d'erreur.

Le crédit d'impôt pour formation du chef d'entreprise

Les orthophonistes qui ont suivi une (ou des) formation(s) durant l'année précédente peuvent demander à bénéficier du crédit d'impôt pour «Formation du chef d'entreprise». Bien sûr, ils sont chefs d'eux-mêmes uniquement, mais les professionnels libéraux sont inclus dans ce dispositif depuis la loi en faveur des petites et moyennes entreprises du 2/08/2005, applicable depuis 2006 (source : article 244 quater M du code général des impôts).

Bien entendu, on peut tout de même déduire les dépenses liées à cette formation, telles que les frais d'inscription, d'hébergement, de restauration et de déplacement (kilomètres ou frais réels). Tout ceci est imputé comme d'habitude, dans les charges de la déclaration 2035. Le crédit d'impôt vient s'ajouter aux déductions, sans qu'il soit besoin de les réintégrer.

Concrètement, pour bénéficier du crédit d'impôt «Formation du chef d'entreprise», il faut utiliser l'imprimé fiscal 2079-FCE-SD, disponible en ligne sur le site du Ministère des Finances. Dans le cadre I-A de cet imprimé, on entre le nombre d'heures de formation sur l'année (plafonné à 40), que l'on multiplie par le taux horaire du SMIC brut : 8,86 € à l'heure où nous écrivons ces lignes.

Il faut ensuite reporter le total sur la première page de la déclaration 2035, cadre 4, première case. L'imprimé 2079-FCE-SD doit être fourni à l'association de gestion agréée, avec la 2035.

Enfin, il faut reporter également le total dans la déclaration personnelle 2042 complémentaire, en case WD, pour avoir la joie de voir apparaître le crédit d'impôt sur la page 2 de l'avis d'imposition.

5 L'épargne à moyen et long terme

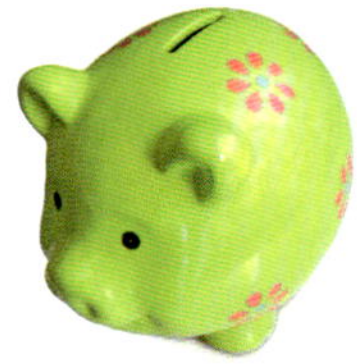

La pyramide de Ponzi

Fin 2008, on pouvait lire dans la presse française que les Américains qui avaient perdu leur retraite suite aux malversations de M. Madoff étaient aussi les victimes de leur système de retraite par capitalisation ; tandis que nous étions protégés par nos régimes par répartition, qui reposait sur un bon sentiment : la solidarité intergénérationnelle. Nous le sommes toujours, officiellement.

Pourtant, comme l'explique l'essayiste Mathieu Laine, si l'on y regarde de près, nous sommes tous engagés de force dans une énorme pyramide de Ponzi. Elle ne s'est pas encore écroulée mais laisse déjà apparaître d'inquiétantes lézardes. Pour mémoire, voici la définition de Wikipedia pour ce système qui a assuré la fortune financière et la gloire médiatique de Bernard Madoff :

«Une [...] pyramide de Ponzi [...] est un système de vente pyramidale, une forme d'escroquerie par cavalerie, fonctionnant par effet boule de neige, consistant en la promesse de profits très intéressants, financés par l'afflux de capitaux investis progressivement, jusqu'à l'explosion de la bulle spéculative ainsi créée. Ce système tient son nom de Charles Ponzi qui est devenu célèbre après avoir mis en place une opération immobilière frauduleuse en Californie fondée sur ce principe.»

Dans cette pyramide, ceux qui empochent leurs bénéfices obligent le gestionnaire à puiser dans l'argent frais apporté par les nouveaux adhérents... jusqu'au jour où il y a tellement de demandes de retrait que le système s'effondre. Si le gestionnaire est adroit, cela peut durer longtemps, comme on l'a vu en 2008.

A la réflexion, nous sommes tous adhérents d'un système de retraite où l'argent est peu investi et sert à payer les revenus des anciens grâce aux apports des nouveaux venus ; une structure en laquelle les gens gardent une certaine confiance, en pensant qu'il est impossible qu'elle s'écroule, tout comme les clients de M. Madoff ne pouvaient imaginer ce qui se passait, jusqu'en décembre 2008. Bien entendu, la CARPIMKO ne peut être soupçonnée d'une quelconque malhonnêteté : ses administrateurs sont des gens dévoués. Mais son système a aussi subi un premier effondrement en 2008, quand le régime des praticiens conventionnés a failli se retrouver en cessation de paiement. Il a été sauvé in extremis par une mesure-choc imposée rapidement par l'Etat : entre l'augmentation des cotisations, l'abaissement du nombre de points accumulés et la chute de la valeur de ces points, le rendement a été divisé par six. Tout cela s'est produit sans heurt majeur, ce qui peut laisser pantois l'observateur attentif des réformes sociales françaises.

Les cotisations versées à la CARPIMKO constituent actuellement un présent généreux envers les retraités actuels, qui ont en outre bénéficié d'un âge de départ qui fera rêver les générations futures. Mais les fonds versés dans ce système par les actifs ne constituent aucunement une promesse de revenu pour leurs vieux jours. L'avenir des professionnels libéraux se trouve entre leurs mains, plus que dans cette retraite obligatoire. L'espoir ne peut résider que dans le travail, dégageant des possibilités individuelles d'investissement.

La parabole de la crevette

Les orthophonistes exercent un métier passionnant, mais de moins en moins rémunérateur, à cause du blocage de leurs tarifs. Les jeunes diplômés entrent dans une profession qui n'aime pas trop parler d'argent, qui vit encore bien par rapport au reste de la population, mais dont les revenus se délitent doucement, au fil de l'inflation. Ils peuvent compenser en travaillant de plus en plus, jusqu'au jour où cela devient insupportable pour diverses raisons personnelles.

Dans ces conditions, on peut adopter **deux postures** :

Imiter la crevette dans une casserole : tant que l'eau est froide, tout va bien. Puis c'est tiède, ça reste supportable (situation actuelle des auxiliaires médicaux), c'est même presque agréable. La crevette pourrait encore sauter hors de la casserole, mais n'en ressent pas le besoin. Puis la chaleur fait sourdre une douleur qui devient paralysante. Enfin, l'eau bout et la crevette n'est plus.

Réagir, puisqu'on est prévenu de ce qui va advenir dans les décennies à venir.

Réagir, oui, mais comment ? Voici plusieurs objectifs successifs :

• **Commencer par se constituer de la trésorerie,** pour les éventuels coups durs ou les maternités. Les deux premières années d'exercice s'y prêtent bien, puisque la pression du fisc et des charges sociales reste faible. Dès le début, il ne faut pas vivre comme la cigale de la fable.

• **Décider entre l'achat et la location de ses locaux professionnels**, mais aussi de sa résidence principale.

• **Elaborer une stratégie de placement à long terme**, en choisissant parmi tout un éventail de possibilités : assurances Madelin et PERP ; immobilier en direct ou en SCPI, défiscalisant ou non ; assurance-vie mono ou multisupports ; actions ; obligations ; plus exotique : investissements dans le cinéma, l'innovation, les fonds régionaux, les PME, les terres agricoles, les vignobles, les forêts ... Il y en a réellement pour tous les goûts. Mais il faut bien se documenter pour effectuer les meilleurs choix, en fonction de sa situation et de son âge.

Nous sortons ici des domaines directement liés à l'exercice de la profession. Mais le choix d'exercer l'orthophonie libérale influence directement les choix patrimoniaux personnels : pour celui qui n'a pas d'employeur, il est impossible de compter sur les cotisations patronales pour assurer son avenir. Depuis toujours, la protection sociale des travailleurs indépendants a nécessité des investissements patrimoniaux permettant de mieux anticiper les divers événements de la vie : maladie, aléas familiaux, retraite, dépendance. Les professionnels de la finance et de l'assurance le savent bien : ils démarchent régulièrement les professionnels libéraux. Il nous paraît donc nécessaire d'expliquer certaines notions qui seront abordées dans les argumentaires de ces commerciaux, pour mieux sélectionner les produits proposés et ceux qui les vendent. Il serait déraisonnable d'accorder une confiance aveugle à un conseiller, quel qu'il soit.

Un paramédical n'est généralement pas un expert en finances. Il peut éventuellement avoir des idées d'investissement, sans bien discerner le moyen les concrétiser. Beaucoup de gens pensent que les solutions qui sortent de l'assurance-vie ne sont pas pour eux. Ils n'ont ni le temps ni l'envie de s'occuper concrètement d'un bien immobilier. Et ils pensent que les conseillers en gestion de patrimoine chercheraient forcément à leur vendre des placements inadaptés à leur situation, juste pour respecter leurs objectifs de vente.

Il y a de quoi être agacé par les incessantes demandes de rendez-vous des conseillers en gestion de patrimoine qui travaillent dans de grandes entreprises liées à des promoteurs immobiliers. Celui qui les reçoit ressent immédiatement un discours bien rôdé, proposant une étude patrimoniale complète mais aboutissant généralement à la proposition d'un apparte-

ment neuf en loi Borloo ou Scellier ; éventuellement, pour les gros revenus, un appartement dans un département d'outre-mer, en loi Girardin. Mais le client ne peut pas être sûr que cette solution lui convienne. Certaines approximations peuvent aussi enjoliver les calculs présentés : on voit par exemple des études basées sur le plafond de loyer autorisé par la loi, et non sur le marché local réel. En outre, certains programmes immobiliers situés dans des villes moyennes peinent énormément à trouver des locataires. Autre point : ces dynamiques commerciaux n'ont pas accès à tout l'éventail des placements, mais uniquement à ceux qui sont proposés par leur groupe. Il faut encore se méfier de ceux qui prétendent que l'emplacement d'un bien immobilier n'a qu'une importance relative, grâce aux garanties locatives qu'ils proposent parallèlement. Or, ces assurances ne couvrent pas toutes les hypothèses d'absence de loyer ; et en cas d'absence prolongée de locataire, l'Etat récupère les avantages fiscaux qu'il a octroyés.
Tout cela peut rebuter les plus téméraires. Il existe pourtant un moyen de sortir de l'impasse qui consiste à ne rien mettre en place sur le plan patrimonial, par manque d'intérêt ou par méfiance envers les commerciaux. Cette solution, ce sont les conseillers en gestion de patrimoine INDEPENDANTS. Ce sont des professionnels libéraux, comme les orthophonistes. Ils sont libres de proposer ce que bon leur semble. Ils disposent d'un éventail de placements extrêmement large à proposer, tout comme un médecin peut prescrire tout ce que contient son dictionnaire de médicaments. On n'imagine pas un praticien qui ne prescrirait que des médicaments fabriqués par un laboratoire précis, par exemple.

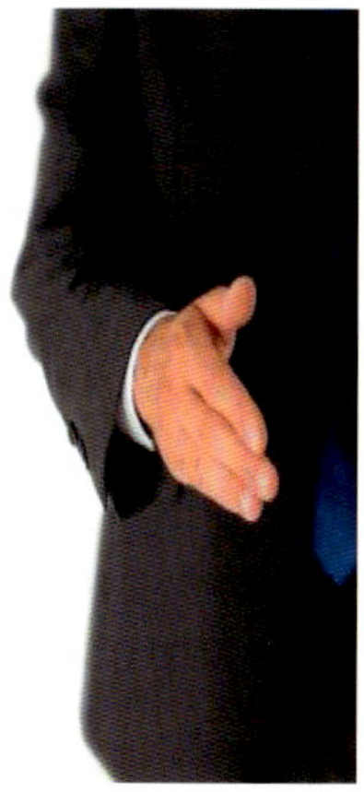

L'image médicale ne s'arrête pas là : un conseiller indépendant va analyser l'ensemble de la situation patrimoniale de son client, lui demander ses objectifs (ex : pouvoir payer les futures études des enfants, avoir une retraite), puis compiler l'ensemble des données et établir un diagnostic des besoins. Il proposera ensuite l'équivalent d'un traitement, consistant en une ou plusieurs choses à effectuer pour faire progresser le patrimoine. S'il s'agit d'un placement, il pourra s'occuper de tout, y compris d'éventuelles démarches bancaires.

Il n'est pas évident d'appeler un conseiller en gestion de patrimoine indépendant, au hasard, en prenant les pages jaunes. La meilleure solution reste le bouche-à-oreille. C'est d'ailleurs uniquement de cette manière qu'ils peuvent étendre (ou perdre) leur clientèle. Mais quoi qu'il en soit, avant d'aller plus loin qu'un simple contact, en matière d'immobilier il est indispensable de demander au professionnel de présenter sa carte professionnelle de transaction, son assurance responsabilité civile professionnelle et sa garantie financière, comme l'impose la loi Hoguet du 2/01/1970. Il doit aussi prouver qu'il est titulaire de la Compétence Juridique Appropriée (arrêté ministériel du 31/12/2000). Dans le cas contraire, ce n'est pas un conseiller, mais un simple vendeur.

Il est risqué de ne prendre aucun risque

Miser une partie de son avenir sur des placements à risque tels que l'immobilier ou les actions peut paraître bien téméraire. Pourtant, si l'on y regarde de plus près c'est bien l'absence de risque qui s'avère périlleuse. Il existe toute une gamme de placements dits « sûrs » : citons notamment le livret A, le Plan Epargne Logement, ou encore le fonds en euros d'une assurance-vie, que l'on retrouve dans les contrats retraite Madelin et dans les Plans d'Epargne Retraite Populaire (PERP). Rappelons qu'en imaginant un placement rendant 3 % nets par an, il faut capitaliser 800 000 € pour obtenir un complément de retraite de 2 000 € par mois ! Un tel montant peut paraître surréaliste, en tout cas très difficile à atteindre pour la plupart des orthophonistes libéraux investissant sur un fonds en euros d'assurance-vie. Il faut donc trouver d'autres solutions, incluant une part de risque qui dopera le rendement, mais que l'on réduira au fur et à mesure que l'âge de la retraite s'approchera. Attention aussi à ne pas tout miser sur un ou deux placements risqués : il faut absolument se diversifier.

La résidence principale

Concernant la résidence principale, le choix entre achat et location n'est pas qu'une affaire de finances. C'est aussi une question de mode de vie et d'état d'esprit.

Après les études, bon nombre de praticiens se lancent dans une suite de remplacements de collègues en congés, ou de consoeurs enceintes. D'autres amorcent une collaboration, sans savoir s'ils s'entendront durablement avec le titulaire du cabinet où ils exercent. Ceux qui choisissent l'exercice salarié ou mixte ne peuvent pas savoir non plus dès le départ si leur situation sera durable. En revanche, ceux qui osent monter leur cabinet dans un endroit bien choisi ont toutes les chances de s'ancrer pour longtemps : la demande de soins est si massive et les listes d'attente si longues dans la plupart des cabinets existants, qu'il faut vraiment mal travailler pour échouer. Bien évidemment, il est préférable d'éviter les quelques villes où se trouve une école d'orthophonie.

Mais mis à part les courageux qui se lancent directement dans l'aventure libérale, il est évident que les jeunes professionnels doivent commencer par louer leur logement : ils restent ainsi libres de leurs mouvements. Durant cette période, ils pourront tout de même épargner pour posséder un apport personnel, qui servira le jour de l'achat d'un logement. Lorsque la situation personnelle et professionnelle se stabilisera, la question d'un achat deviendra pertinente. L'aspect purement patrimonial prendra alors toute sa place dans ce choix.
Les prix de l'immobilier ont très fortement grimpé durant les années 2000, ce qui a même conduit des gens modestes à payer l'impôt sur la fortune. Mais parallèlement, les taux d'intérêt des prêts immobiliers ont fléchi, ce qui a permis d'emprunter davantage sans augmenter la mensualité. La crise de la fin des années 2000 n'a pas entraîné un effondrement des prix des biens, mais juste un tassement. La négociation devient à nouveau possible avec les vendeurs.

Durant toute la période d'avant la crise, les loyers d'habitations ont bien augmenté aussi. Leur progression fut telle, que l'indice qui permettait de calculer leurs augmentations annuelles a été changé par le gouvernement. Il ne s'agit plus de l'Indice du Coût de la Construction, mais de l'Indice de Référence des Loyers, fortement lié à l'inflation, donc oscillant entre 0% et +3%. L'ancien indice, l'ICC, oscillait entre -6% et + 10%. Il reste valable pour les baux professionnels (ex : un cabinet d'orthophonie) et une partie des baux commerciaux.

Comparons les deux formules en prenant l'exemple d'une maison vendue 150 000 €, et de la même habitation louée 650 € par mois. Si la personne qui hésite entre les deux solutions a 30 ans et projette sa situation jusqu'à 80 ans, elle obtiendra le comparatif suivant :

On constate néanmoins qu'en acceptant un effort à court terme, celui qui achète obtient un gain énorme à long terme, pour autant qu'il ne déménage pas. Arrivé à 50 ans, il n'a plus que sa taxe foncière et l'entretien

Achat :
Frais notariés : 10 600 €
Privilège Prêteur de Deniers (remplace l'hypothèque) : 1 755 €
Crédit immobilier à 4,2%, assurance comprise, sur 20 ans
1 mensualité : 949 €
240 mensualités : 227 754 €
50 ans de taxe foncière, commençant par exemple à 700 € et revalorisée de 3% par an : 78 958 €
Coût total de l'acquisition : 306 712 €

Location :
Loyer à 30 ans : 650 €
Loyer à 80 ans (+2,5% par an) : 2 180 €
Total des 50 années de loyer : 760 378 €

L'achat aura donc coûté 453 666 € de moins ! A cette somme, il faut retirer deux montants aléatoires :

• les frais d'agence immobilière, nettement moindres pour trouver une location que pour acheter un logement ;
• l'entretien du logement, dont une partie reste uniquement à la charge du propriétaire.

à payer. Les 949 € mensuels peuvent alors être consacrés à un autre poste budgétaire, tel que les études de ses enfants.

Au départ, la personne qui choisit de rester locataire peut placer la différence entre 949 € et son loyer de 650 € : chaque mois, elle économise 299 € et 58 € de taxe foncière (700 / 12). Mais cette différence va rétrécir comme une peau de chagrin, à cause des augmentations de l'Indice de Référence des Loyers. Si l'IRL se maintient en moyenne à +2,5% par an, le loyer dépassera 949 € avant la 20ème année. Et il continuera à grimper. Rappelons que durant toute cette période, l'AMO n'a aucune chance d'augmenter de 2,5 % par an. Le budget « logement » de l'orthophoniste locataire étranglera progressivement sa capacité d'épargne.

Une fois que la décision d'achat est prise, il s'avère utile de voir avec son banquier quelle somme on peut emprunter : le fait d'avoir déjà un accord de la banque sera un élément fort dans la négociation avec le vendeur. La somme disponible varie beaucoup en fonction des revenus (donc du temps de travail et des dépenses pro des années précédentes).

Ensuite, on peut aller voir les notaires ou les agents immobiliers. Les frais de négociation des notaires sont fixés par l'Etat, donc plus bas que ceux des agents immobiliers. Attention de ne pas confondre les frais d'enregistrement, habituellement appelés «frais de notaire», avec les honoraires de négociation que nous venons d'évoquer. Les frais d'enregistrement restent dus dans tous les cas, que l'on passe par une agence immobilière ou pas. Ils peuvent être calculés ici. Ils sont surtout constitués de taxes ; le notaire n'en perçoit qu'une petite partie.

Si l'on opte pour l'ancien, les visites peuvent alors commencer. Si on fait construire, il faut s'informer sur les programmes immobiliers en cours (immeubles), ou sur les terrains libres.

L'achat du cabinet

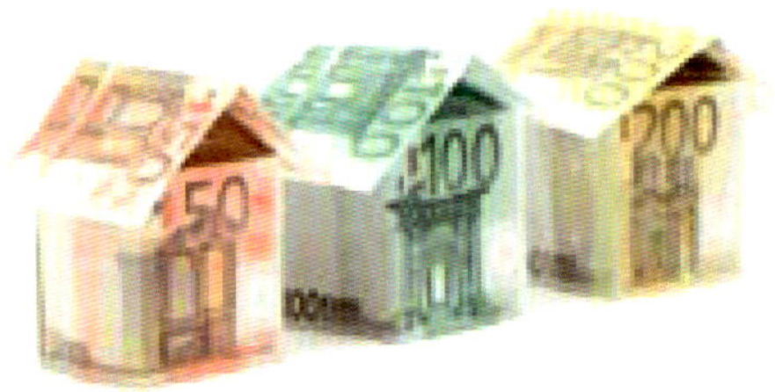

Outre la résidence principale, il faut penser à l'achat de son local professionnel. Le raisonnement est le même : sur 40 à 45 ans de carrière, il vaut mieux acheter. Il faut y penser dès qu'on sait que sa situation est établie.

En cas d'achat à plusieurs associés, le plus logique consiste à créer une Société Civile Immobilière (SCI). C'est cette société qui va emprunter l'argent pour acheter le bien et exécuter les travaux éventuels. Les associés posséderont donc le bien à titre privé, comme s'ils avaient acheté une maison pour la mettre en location. Sur le plan professionnel, ils peuvent monter une Société Civile de Moyens (SCM), s'ils n'en ont pas déjà une. Cette seconde société leur servira à payer un loyer à la SCI, en signant un bail professionnel de 6 ans, mais aussi à régler les divers abonnements (eau, EDF, internet), l'assurance et l'entretien du local. La répartition des associés n'est pas obligatoirement la même entre SCI et SCM : certains peuvent souhaiter rester uniquement locataires, ou posséder moins de parts de la SCI que les autres. Si le loyer versé par la SCM ne couvre pas le remboursement de l'emprunt de la SCI, les associés de la SCI doivent apporter chaque mois le complément, depuis leurs fonds personnels. Mais à la fin du prêt, plus on a de parts de la SCI, plus on a gonflé son patrimoine personnel. L'idéal, à long terme, est donc de posséder plus de parts de la SCI que de la SCM. Enfin, lors du départ en retraite, les parts de la SCI peuvent être conservées : la SCM, dont on est forcément sorti, verse toujours son loyer, bien appréciable en complément des maigres pensions versées par la CARPIMKO. Le jeune retraité peut aussi céder ses parts sans que le bien lui-même soit revendu : une SCI permet une grande souplesse.

En cas d'achat du cabinet par un professionnel sans associé, trois solutions s'avèrent possibles :

• Acheter à titre professionnel et placer le bien au registre des immobilisations. Cela permet de déduire toutes les dépenses, de l'amortir et donc de payer moins d'impôts. Notons que depuis le 1/01/2006, les plus-values en cas de revente sont alignées sur le régime privé : elles bénéficient d'un abattement de 10 % par an au delà de la 5ème année, ce qui les rend totalement exonérées après 15 ans.

• Acheter à titre privé : dans ce cas, on n'amortit pas le bien. Mais on peut se verser un loyer, depuis l'avis du 11/04/2008 du Conseil d'Etat. Cela diminue le revenu professionnel, permettant un allègement d'URSSAF et de CARPIMKO. En revanche, concernant l'impôt sur le revenu et la CSG-CRDS, les sommes déduites du revenu professionnel se retrouvent en revenu foncier dans la déclaration 2042.

• Monter une SCI familiale et lui payer un loyer. Cela permet par exemple de transmettre progressivement la nue-propriété des parts à ses enfants en ne dépassant pas les seuils de franchise fiscale. Mieux vaut attendre leur majorité, néanmoins.

Faut-il aller plus loin dans l'immobilier ?

Après avoir acheté son logement et son cabinet, on peut se demander s'il faut poursuivre sur cette voie en investissant dans l'immobilier locatif.

POUR

De par son aspect physiquement palpable, la pierre présente un caractère tangible, donc rassurant, qui manquera toujours à l'assurance-vie, aux actions et aux obligations. En outre, l'achat d'un bien à crédit permet de bénéficier d'un « **effet de levier** » : dès le début du placement, le propriétaire reçoit un loyer basé sur la valeur intégrale du bien, alors qu'il n'a encore rien remboursé. Alors qu'avec les valeurs mobilières, les intérêts versés ne correspondent qu'aux sommes qu'on a déjà capitalisées ; le démarrage de ces placements ne peut donc qu'être poussif, à moins de savoir sélectionner les actions aux meilleurs rendements et d'avoir un peu de chance.

Ajoutons que les loyers sont protégés de l'inflation grâce à leur indexation sur l'indice de revalorisation des loyers (IRL). Ils peuvent aussi être garantis par des contrats d'assurances, par exemple dans le cadre de la Garantie des Risques Locatifs (GRL).

La location meublée en résidence de services va même plus loin, en promettant 9 à 11 ans de loyers lors de la signature du bail commercial, avec possibilité de renouvellement dudit bail à l'échéance. Cette relative tranquillité vient d'ailleurs s'ajouter à plusieurs avantages fiscaux non négligeables, tels qu'une restitution de la TVA sur l'achat neuf, accompagnée d'une forte réduction d'impôt ou d'un amortissement du bien qui défiscalise les loyers. Si les revenus de la location meublée dépassent 23 000 € et la moitié des revenus professionnels, l'heureux propriétaire peut même opter pour le statut de loueur en meublé professionnel (LMP), qui octroie encore d'autres avantages fiscaux et successoraux.

Il existe plusieurs autres niches fiscales liées à l'immobilier neuf (ou en réhabilitation) non meublé : l'Etat cherche toujours à soutenir le secteur du Bâtiment. Citons les dispositifs Scellier, Girardin et Demessine, qui accordent de substantielles réductions d'impôts à ceux qui achètent un bien neuf. La loi Girardin ne concerne que l'outre-mer ; elle s'adresse aux hauts revenus. La loi Demessine donne un avantage à ceux qui investissent dans une résidence de tourisme construite dans une zone de revitalisation rurale (ZRR).

La loi Borloo, plus généraliste parce qu'elle concerne aussi les logements anciens, accorde des déductions d'impôt et non une réduction. Elle s'avère donc plus intéressante pour ceux qui se situent dans les hautes tranches d'imposition.

Citons encore la loi Malraux, créée en 1962 et fortement modifiée en 2009. Elle s'adresse à ceux qui investissent dans la restauration d'un immeuble classé.

Notons que ces niches fiscales évoluent en permanence et comportent des contraintes légales strictes, telles que des engagements de location et / ou des plafonnements du loyer et du revenu du locataire. Tous les détails concernant chacune de ces lois sont faciles à trouver sur la Toile, étant donné le nombre de sociétés qui axent leur activité sur la commercialisation d'immobilier défiscalisant.

CONTRE

Il n'existe pas de meilleur locataire que soi-même. Celui qui achète les murs du cabinet, et se verse un loyer, prend soin du bien et paie régulièrement, en effectuant des virements entre son compte professionnel et son compte personnel. Il ne lui viendrait pas à l'idée de dégrader les locaux, ni de cesser de payer. Les locataires défaillants ne sont malheureusement pas une légende. Les garanties locatives pallient ce risque en partie, mais sans couvrir tous les cas de figure. En outre, la loi protège fortement le locataire face à son propriétaire. Le côté tangible et concret de l'immobilier ne concerne donc que le bien lui-même, mais pas les loyers. Rappelons aussi que dans l'immobilier défiscalisant, celui qui ne trouve pas de locataire pendant une longue période doit rendre ses avantages fiscaux à l'Etat. Il perd donc doublement. Ce risque peut asphyxier les finances d'une famille.

Même dans le cas de la location meublée en résidence de services, a priori plus sûre, rien n'oblige le gestionnaire à renouveler le bail au bout des 9 à 11 ans initiaux. S'il se retire, ou s'il fait faillite, les propriétaires doivent alors chercher dans l'urgence une nouvelle société, qui imposera ses conditions parce qu'elle se trouvera en position de force.

Un compromis original : les SCPI

Une société civile de placement immobilier ressemble à une SCI qui aurait des milliers d'associés, avec une société de gestion pour s'occuper de tout. Comme elle est autorisée à faire publiquement appel à l'épargne, elle est strictement encadrée par un régime juridique très protecteur pour l'épargnant. En échange des fonds collectés auprès des investisseurs, en majorité des particuliers, elle leur remet des parts sociales. Avec l'argent collecté, la SCPI achète des immeubles dont elle perçoit les loyers. Après déduction de tous les frais (entretien, gestion, impôts locaux, assurances, etc.), elle redistribue le résultat aux associés, chacun en proportion du nombre de parts qu'il possède.

L'énorme avantage des SCPI est la mutualisation du risque locatif : on n'achète pas un bien unique, mais des parts dans une société propriétaire de nombreux biens immobiliers. La défaillance d'un locataire ne remet donc pas en cause l'ensemble du dispositif. Par ailleurs, les acquisitions sont négociées puis gérées par des professionnels, sans souci quotidien pour l'investisseur. Elles permettent d'investir dans l'immobilier en commençant éventuellement par des sommes modérées (ex : 2 000 €), mais en profitant d'emblée d'une performance qui n'a rien à voir avec l'assurance-vie, grâce à l'effet de levier du crédit, que nous avons évoqué plus haut.

Il existe 3 types de SCPI :

1

• les SCPI de rendement : ce sont les plus habituelles. Elles possèdent des murs de bureaux et / ou de magasins, dont les rendements sont meilleurs que ceux des habitations. Hors SCPI, il est difficile pour un particulier d'accéder à l'immobilier d'affaires : les montants à investir s'avèrent généralement trop élevés. Les revenus distribués par ces SCPI sont fiscalisés comme des loyers habituels, après avoir déduit les intérêts de l'emprunt qui a servi à acheter les parts, ainsi que les dépenses de la société.

• les SCPI de plus-value : elles sont très rares sur le marché. La plus connue est Pierre 48. Ces SCPI ne distribuent aucun revenu, donc elles n'augmentent pas l'impôt sur le revenu de leurs associés (contrairement aux SCPI de rendement), mais la valeur de leurs parts augmente fortement.

2

3

• les SCPI fiscales : elles achètent des logements neufs qui entrent dans le cadre de lois qui permettent une défiscalisation (loi Scellier, loi Borloo, loi Malraux, loi ZRR). Leur rendement est très faible, mais elles font chuter l'impôt. Il est très difficile d'en revendre les parts, donc il vaut mieux attendre leur liquidation : au bout de 13 à 15 ans, ces SCPI revendent leurs logements et se dissolvent, en distribuant le produit de ces ventes à leurs associés. Elles peuvent malheureusement se voir contraintes de se dissoudre à un moment inopportun, durant une crise immobilière.

En matière de SCPI comme pour tout placement, il faut séparer le bon grain de l'ivraie : les performances de ces sociétés dépendent des qualités de leur gestionnaire, qui doit avoir le sens du long terme et bien connaître les endroits où il achète des locaux. La lecture de la presse économique et des forums dédiés peut aider le profane à s'instruire. Un bon conseiller en gestion de patrimoine saura aussi proposer un tri.

Les valeurs mobilières

La constitution d'un patrimoine ressemble à une longue route qu'il vaut mieux suivre sur deux jambes. Si la première peut être l'immobilier, la seconde sera constituée de valeurs mobilières, qui sont principalement représentées par les actions et les obligations (d'Etat ou d'entreprises). Il en existe d'autres, comme les options, les certificats, les trackers ou les warrants que nous ne détaillerons pas ici.

Le fonds en euros des assurances vie se situe un peu à part, puisqu'il est fortement réglementé et comporte une garantie du capital investi. Il rapporte peu, mais ne peut pas baisser. Sans chercher à être exhaustifs en cette matière, il nous semble opportun de définir des notions majeures dont le lecteur entendra fatalement parler quand il se préoccupera de son avenir financier.

Les actions

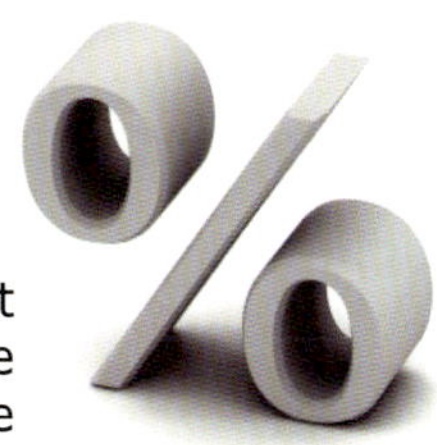

Ce sont des parts du capital d'une société. Leur détenteur est donc propriétaire d'une partie de l'entreprise, qui lui verse chaque année une partie de ses bénéfices sous la forme de dividendes et lui accorde un droit de vote aux assemblées générales, ainsi qu'un droit d'accès à certaines informations. Certaines sociétés versent de gros dividendes, on parle alors de « valeurs de rendement ». Par exemple, France Télécom a versé en 2010 un dividende de 1,40 € par action qui lui a attribué un rendement de 7,86 %, au titre des bénéfices de 2009. Néanmoins, l'objectif de la plupart des possesseurs d'actions ne réside pas dans le dividende, mais dans la plus-value réalisée lors de la revente.

Ce type de placement s'avère très risqué, parce que le cours de l'action fluctue en fonction des performances intrinsèques de l'entreprise, mais aussi des prévisions de bénéfices à venir, du secteur d'activité qu'elle occupe et de la santé économique des pays où elle travaille. En outre, en cas de faillite, l'actionnaire perd tout ce qu'il a investi. Ces risques, ainsi que les crises boursières qui ont anéanti 10 ans de rendement, rendent bien des gens frileux, d'autant qu'il faut accumuler de nombreuses connaissances avant de se lancer.

Les obligations

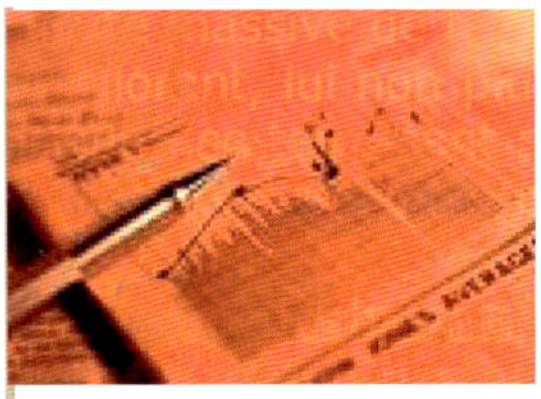

sont des prêts, accordés pour une certaine durée à la fin de laquelle elles sont remboursées. On peut prêter ainsi de l'argent à des entreprises publiques ou privées, mais aussi à des Etats. Les intérêts, fixes ou variables, sont versés sous la forme de « coupons », indépendamment des bénéfices de l'entreprise. Le prix d'émission d'une obligation n'est pas forcément égal au montant réellement emprunté, que l'on appelle « valeur nominale ». S'il est inférieur, on parle de « prime d'émission ». Les obligations sont cotées sur les marchés financiers, comme les actions. Leurs valeur fluctue plus ou moins sensiblement en fonction des taux d'intérêts.

Ceux qui franchissent le Rubicon, en achetant des actions ou des obligations, peuvent donc choisir les titres émis par une entreprise précise (titres vifs). Mais ils peuvent aussi investir dans des organismes de placement collectif en valeurs mobilières (OPCVM). Ces derniers sont un peu aux actions ce que les SCPI sont à l'immobilier : l'investisseur achète des parts d'un portefeuille géré par des professionnels. Le risque est alors réparti sur plusieurs entreprises. Il existe deux classes d'OPCVM, qui diffèrent très peu dans la pratique : les SICAV (cf V-2 pour les SICAV monétaires) et les FCP. Ce type de support permet aussi d'investir sur des secteurs moins accessibles mais à forte croissance, comme les entreprises des pays émergents. Notons que la presse spécialisée publie souvent des palmarès des meilleurs SICAV et FCP.

Celui qui décide de placer une partie de son argent sur des valeurs mobilières dispose de plusieurs supports possibles. Il en existe trois principaux, avec des fiscalités différentes : le compte titres ordinaire, le PEA et l'assurance-vie.

• **Le compte titres ordinaire** : il peut être ouvert dans une banque ou dans un établissement à bas prix comme les courtiers en ligne. C'est la formule la plus ouverte : on peut tout y acheter, sans se limiter à l'Europe ou à une sélection de SICAV. Mais c'est aussi la solution la plus taxée. Si on vend moins de 25 830 € d'actions dans l'année (montant de 2010), les gains ne subiront que les prélèvements sociaux de 12,1%. Dès que l'on franchit le seuil fatidique, elles feront aussi l'objet d'un prélèvement forfaitaire de 18% dès le 1er euro, donc 30,1 % en tout.
Notons tout de même que les gains effectués sur des actions conservées 8 ans sont exonérés des 18% d'impôt. Les dividendes d'actions, eux, font l'objet du même prélèvement libératoire de 30,1 % ou, au choix, d'un calcul complexe alliant abattements (40 % des dividendes, puis 1 525 € pour un célibataire ou 3 050 € pour un couple) et crédit d'impôt (50 % des dividendes mais plafonné à 115 € pour un célibataire ou 230 € pour un couple).

A noter que la fiscalité des comptes titres est un magma en mouvement permanent et qu'elle pourrait être encore profondément remaniée dans les mois à venir, avec une suppression du crédit d'impôt sur les dividendes et du seuil de 25 830 € sur les plus-values.

• **Le plan d'épargne en actions (PEA)** : c'est un petit paradis fiscal, puisque les plus-values et les dividendes n'y subissent que les prélèvements sociaux de 12,1%. Mais on ne peut y mettre que des valeurs de l'Union Européenne, de l'Islande et de la Norvège et on ne peut effectuer aucun retrait pendant 5 ans. Tout retrait entre 5 et 8 ans entraîne la clôture du plan. Tout retrait après 8 ans empêche d'y remettre de l'argent. Enfin, on ne peut y verser plus de 132 000 euros. Mais chaque époux peut en ouvrir un, ce qui laisse tout de même de quoi voir venir.

• **L'assurance-vie** : là, le choix de supports d'investissements s'avère bien plus restreint, puisqu'on n'a accès qu'à des SICAV ou des FCP, éventuellement à des parts de SCI et de SCPI et bien sûr au fonds en euros, mais pas aux actions ou obligations d'entreprises précises. Mais on trouve maintenant des assurances-vie proposant un vaste choix de fonds. Notons aussi que la plupart des contrats proposent de déléguer la gestion, ce qui permet de ne pas s'en préoccuper soi-même au quotidien, moyennant finances bien sûr. La fiscalité s'avère extrêmement avantageuse après 8 ans durant lesquels on peut pratiquer des arbitrages, en évitant les retraits.

On peut opter pour les 3 solutions à la fois. La première est idéale pour être libre d'acheter ce qu'on veut et pour pouvoir effectuer des retraits à tout moment. Les deux autres doivent être ouvertes pour bénéficier de leurs avantages fiscaux. Il est d'ailleurs judicieux de le faire n'importe quand, même si on n'a pas d'argent à y placer : cela fait tourner le compteur fiscal de 8 ans.

Enfin, comment gérer l'allocation des titres ? Il faut respecter deux principes :

• Répartir les risques sur le plan géographique et concernant les secteurs d'activités des entreprises.

• Constituer un socle de fonds paisibles, qui traversent bien les crises et que l'on garde très longtemps ; parallèlement, on peut gérer des fonds qui réagissent au contexte du moment. C'est aussi faisable avec des titres vifs : on peut avoir des actions d'entreprises peu cycliques, qui progressent régulièrement ou qui versent de gros dividendes à leurs associés ; et à côté, tenter de saisir l'air du temps. Les revues et les sites Internet peuvent y aider, tout comme les clubs d'investissement.

FCPI et FIP : les valeurs mobilières défiscalisantes

En fin d'année, les banques et les conseillers en gestion de patrimoine appellent leurs bons clients pour leur vendre des parts de FCPI (fonds communs de placement dans l'innovation) et de FIP (fonds d'investissement de proximité, limités à une partie de la France). Ces fonds défiscalisants, qui investissent ensuite dans des PME non cotées, se vendent habituellement comme des petits pains.

L'avantage fiscal s'avère alléchant : les FCPI et les FIP permettent de réduire son impôt de 25 % de la somme investie. Le plafond de la réduction est donc de 3 000 € pour un célibataire et 6 000 € pour un couple, en investissant respectivement 12 000 et 24 000 € maximum (FCPI et FIP confondus). Bien évidemment, on peut y mettre juste 1 000 ou 2 000 € si on a juste un peu d'excédent en cette fin d'année : l'impôt de l'année suivante baissera de 250 ou 500 €.

Il faut garder les parts au moins 5 ans. Sinon, l'Etat récupère son argent. De toute manière, au bout de 5 ans, les investissements dans les PME n'ont généralement pas encore porté leurs fruits : il faut du temps pour que ces entreprises dégagent des profits. Autre bon point concernant la sortie : il n'y a pas d'impôt sur la plus-value. Mais il y a tout de même 12,1 % de prélèvements sociaux. Dernier atout, qui concerne peu orthophonistes : certains FIP et FCPI permettent maintenant de réduire l'impôt sur la fortune. Mais alors, ils réduisent moins l'impôt sur le revenu.

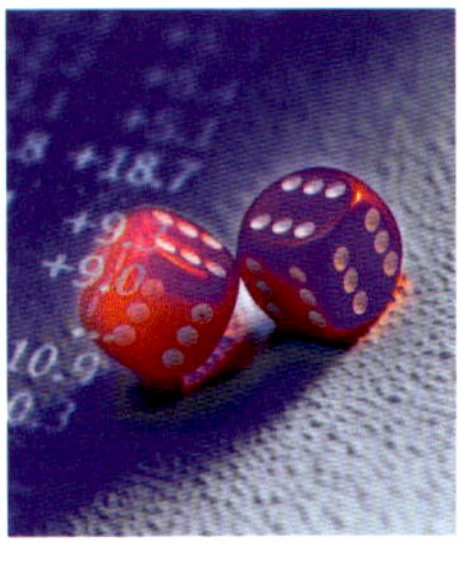

Le risque est important : les FCPI et FIP doivent investir au moins 60 % dans des PME dont on n'est jamais sûr de la réussite. Les FCPI doivent choisir des PME innovantes, donc particulièrement risquées. Les FIP sont libres de leurs domaines d'activités, mais sont limités à 4 régions limitrophes. Les 40 autres pour cent sont libres. Selon les périodes, ils sont mis aussi sur des entreprises non cotées, ou sur des SICAV actions, obligations ou monétaires (plus sûres). L'Etat a créé une forte défiscalisation pour compenser en partie le grand risque intrinsèque de ces fonds : il sait que dans les pays développés, les emplois du futur viendront des PME et en particulier de celles qui développent de nouvelles technologies. L'acceptation du risque dépend, au final, du tempérament de chacun : qui ne tente rien n'a rien.

Il faut encore savoir que les frais de gestion sont élevés sur ces produits, comme l'a constaté un récent rapport de l'inspection générale des finances : «Sur une durée de détention de huit ans, le montant total des frais prélevés représente en moyenne 38 % de l'investissement initial». L'avantage fiscal se voit donc largement compensé. Si la rentabilité du fonds s'avère médiocre, l'investisseur peut même ressortir en perte, malgré la réduction d'impôt de 25 %.

Existe-t-il un placement-roi ?

L'institut de l'épargne immobilière et foncière (IEIF) publie chaque année un comparatif des placements, en remontant jusqu'en 1972 :

- Actions françaises
- Immobilier d'entreprise
- Immobilier de logement
- Sociétés foncières cotées
- SCPI
- SICAV obligataires
- SICAV monétaires
- Livret A
- Or

Dans l'étude de 2010, il apparaît que sur l'année 2009 et la décennie 1999-2009, ce sont les sociétés foncières cotées, donc des actions basées sur l'immobilier, qui remportent la course du meilleur placement. Entre 1972 et 2009, elles obtiennent un taux de rendement interne de 11,5 % par an, légèrement supplanté par celui des actions françaises, à 11,6 %. Ces dernières se sont révélées particulièrement mauvaises sur la période 1999-2009. Elles avaient mangé leur pain blanc auparavant. Il faut nuancer cette donnée en rappelant que l'on n'est pas obligé de se cantonner aux actions françaises. La croissance et le dynamisme sont meilleurs ailleurs, malheureusement.
Concernant les sociétés civiles de placement dans l'immobilier (SCPI), on note qu'elles ont souffert dans les années 90 mais qu'elles se sont fortement redressées dans les années 2000.

Quant à l'or, ce n'est pas un refuge permanent, mais plutôt un placement spéculatif comme la plupart des matières premières.

Ces données montrent bien que les performances passées ne préjugent pas de l'avenir et que le moment d'investissement est primordial : il ne faut pas entrer sur un placement en haut de cycle. Encore faut-il savoir, sur le moment, que le haut de cycle est atteint. L'épargnant doit aussi remettre en cause ses certitudes au fil du temps. Chaque classe d'actifs a connu son heure de gloire durant les 30 dernières années, mais rarement toutes en même temps.

Toutes les notions que nous venons d'aborder peuvent ressembler à une jungle insondable, pour le profane. Mais comme on l'a vu, il existe des solutions qui permettent de déléguer la gestion à des professionnels, tant dans l'immobilier qu'en ce qui concerne les valeurs mobilières. Par ailleurs, celui qui préfère tout prendre en main y verra un exercice intellectuel très stimulant. Rappelons aussi que la constitution d'un patrimoine n'est pas une corvée à laquelle on pourrait échapper : c'est une contrepartie indissociable de l'exercice libéral de l'orthophonie. Il faut en être bien conscient dès son installation.

Conclusion

L'ensemble des sujets que nous avons abordés dans cet ouvrage montre à quel point un orthophoniste doit intégrer de vastes champs de compétences, qui dépassent largement la clinique pure.

L'évolution de notre profession, que nous avons décrite, peut parfois laisser un goût amer; d'autant que de nouveaux nuages s'amoncellent à l'horizon des professions paramédicales :

- limitation importante de l'augmentation de l'ONDAM

- mise en place de référentiels entravant le droit au diagnostic, comme le préconisait encore la CNAM dans son rapport du 1/07/2010

- décrochage toujours plus important entre les tarifs conventionnels et l'inflation, qui pourraient finir par détourner les jeunes de métiers si peu considérés

- liberté d'installation remise en cause

La politique de l'autruche ne constitue jamais une solution. En sachant où nous en sommes et quelles sont nos possibilités d'action individuelle, nous nous donnons les moyens d'exercer notre métier durant plusieurs décennies. En ayant conscience de tous ces à-côtés et en les maîtrisant, il est encore possible de mener son cabinet à bon port, à l'heure actuelle.

Assurer notre pérennité, c'est aussi rendre service à la population, que nous pourrons continuer à soigner. Notre métier n'est pas qu'un gagne-pain : n'oublions jamais sa fonction sociale, si épanouissante.

Remerciements

Merci au Docteur Martrille pour la partie sur la maltraitance et à Dominique Puech pour ses données sur l'AMO.

Merci à Alain Lecavelier des Etangs pour sa précieuse aide méthodologique.

Merci enfin à nos pêcheurs de coquilles : Jacques Lefebvre, Vincent Fache, Christophe Bernard et Thomas Lamuré.

Adresses utiles

AFCCO (Association de Formation Continue Conventionnelle des Orthophonistes) :
145 Bd Magenta – 75010 Paris
Tél. : 01 40 38 04 21
www.afcco.net

CARPIMKO (Caisse Autonome de Retraite et de Prevoyance des Infirmiers, Masseurs-Kinésithérapeutes, pédicures-podologues, Orthophonistes et orthoptistes) :
6 place Charles de Gaulle – 78882 St Quentin en Yvelines Cedex
Tél. : 01 30 48 10 00
www.carpimko.com

CNAMTS (Caisse Nationale d'Assurance Maladie des Travailleurs Salariés) :
50, avenue du Professeur André Lemierre - 75986 PARIS Cedex 20
Tél. : 01 72 60 10 00
www.ameli.fr

CNIL (Commission Nationale Informatique et Libertés) :
8 rue Vivienne – CS 30223 – 75083 Paris Cedex 02
Tél. : 01 53 73 22 22
www.cnil.fr

CPLOL (Comité Permanent de Liaison des Orthophonistes/Logopèdes de l'Union Européenne) :
145 Bd Magenta – 75010 Paris
www.cplol.eu

FIF PL (Fonds Interprofessionnel de Formation des Professionnels Libéraux) :
35-37 rue Vivienne – 75083 Paris Cedex 02
Tél. : 01 55 80 50 00
www.fifpl.fr

FNO (Fédération Nationale des Orthophonistes) :
145, Bd de Magenta - 75010 Paris
Tél. : 01 40 35 63 75
www.orthophonistes.fr

FOF (Fédération des Orthophonistes de France) :
4, rue des Lavandières - 38240 Meylan
Tél. : 04 76 15 26 87
www.fof.asso.fr

Ministère de la Santé et des Sports :
14, avenue Duquesne 75350 PARIS 07 SP
Tél. : 01 40 56 60 00
www.sante-sports.gouv.fr

Orthophonistes du Monde :
145, Bd de Magenta - 75010 Paris
Tél. : 01 40 35 63 75
Courriel : orthophonistesdumonde@wanadoo.fr

UNADREO (Union Nationale pour le Développement de la Recherche et de l'Evaluation en Orthophonie)
11 avenue Joël Le Theule - BP 70145 - 72303 SABLE SUR SARTHE Cedex
Tél. : 02 43 92 04 06
www.unadreo.org

Revue «L'Orthophoniste» - périodique de la FNO - Service abonnements -
76 rue Jean Jaurès - 62330 Isbergues

Notes